奥田昌子

内臓脂肪を最速で落とす

日本人最大の体質的弱点とその克服法

幻冬舎新書

482

はじめに

皆さんが本書を手に取ってくださったのは、身近な人から「最近、おなか出てきたんじゃないの？」と言われたからでしょうか。それとも、ひそかにおなかをなでては「まずいな」と思っている、もしくは、この前の健康診断で、不本意ながら「おなかまわりが基準値を超えていますよ」と指摘されたからでしょうか。

中年太りという言葉に象徴されるように、おなかが出ているのは、ちょっとかっこ悪いというイメージが世間にはあります。しかも少し前から、**会社の健康診断でわざわざ巻き尺で腹囲を測るようになりました**。偉そうな医師や、かわいい看護師さんに笑われているようで腹が立つ。

おなかが、そんなに問題なのか！　よけいなお世話だ、と思う一方で、そういえば、テレビや雑誌で内臓脂肪がどうのと、よく言っているな。メタボってやつか。あまり見ないようにしてきたけど、よほどまずいことがあるのかな。そんな不安もよぎります。

その通り。まずいのです。

高血圧、脂質異常症、糖尿病、心臓病に脳卒中などの生活習慣病だけでなく、肝硬変や肝臓がん、このところ多い大腸がんや、有名人が発症して話題になった乳がんが、そのおなかと関係しているとしたらどうでしょう。さらには、**おなかに脂肪が付いていると認知症になりやすく、その進行が速まる**としたら?

内臓脂肪は、ただたまっているだけでなく、ある種の物質を活発に分泌しています。この物質が血圧を上げ、血糖値を上げ、動脈硬化を進行させ、血管の中で血を固まらせて脳梗塞を招きます。認知症についても、やはり内臓脂肪から出る物質が脳の神経細胞を破壊するという論文が発表されました。こういうことが最近どんどん明らかになってきています。

私は内科医として多くの患者さんを診察し、健診センターで20年にわたり、のべ20万人以上の人間ドックならびに健康診断を行ってきました。そんななかで実感するのは、データに異常値があらわれるより先に内臓脂肪の蓄積が始まること、ほとんどの人が自分はまだ大丈夫と思い込んでいること、そして**内臓脂肪を取らない限り、病気の進行を止められない**ことです。

じつは、**日本人の体質がかかえる最大の弱点が、内臓脂肪が付きやすいこと**なのです。欧米白人と違って、日本人男性は太っているように見えない人も、おなかに脂肪が付いています。

では、どうしたらよいのか。答えは簡単、内臓脂肪が付かないようにすればよいのです。内臓脂肪は、そんなにストイックにならなくても落とすことができます。はなから諦めてしまうのは、もったいないですね。

内臓脂肪の問題と、最速で落とす方法について、しっかりした研究から得られた**最新の知識をもとに、わかりやすく解説したのが本書**です。

まず第1章で、内臓脂肪に関する基本的な情報をがっちり押さえましょう。「彼を知り己を知れば百戦して危うからず」です。続く第2章で、内臓脂肪が意外な病気の原因となることをメカニズムとともに示します。次の第3章と第4章は対策編です。第3章で内臓脂肪に効く食べかたを、第4章では、内臓脂肪をさらに落とすのに役立つ生活習慣を考えましょう。そして最後の第5章で、内臓脂肪と肥満について、素朴な疑問を含めてじっくり掘り下げます。

昔の日本人も内臓脂肪が付きやすい遺伝子を持っていましたが、実際に内臓脂肪が付くことはなく、生活習慣病になる人はほとんどいませんでした。大腸がんと乳がんもまれでした。それはなぜでしょう。今の時代に生きる私たちは、**内臓脂肪をどのように手なずければよいのでしょうか**。皆さんと一緒に考えたいと思います。では、さっそく第1章に進みましょう。

内臓脂肪を最速で落とす／目次

第2章　内臓脂肪は万病のもと！　53

第3章 内臓脂肪を落とすために何を、どう食べるか

第5章 読むほどにやせる内臓脂肪こぼれ話

本文イラスト　坂木浩子
内山洋見(P19・50・60・90)
DTP・図版　美創
著者エージェント　アップルシード・エージェンシー

第1章　そもそも内臓脂肪ってなんだ？

内臓脂肪は内臓の「どこ」に付く？

おなかにたっぷり脂肪が付くと、両手で、がしっとつかむことができます。10センチか20センチ、いや、もっとあるかというほど分厚くて、動かすと重そうに少し揺れます。

このおなかの脂肪、正式には内臓脂肪といいます。確かにおなかの奥には内臓がありますが、内臓と脂肪にどんな関係があるのでしょうか。そうそう、皮下脂肪とか体脂肪というのも聞きますね。内臓脂肪と皮下脂肪と体脂肪、この三つはどう違い、それぞれどこに付くのでしょうか。

内臓脂肪はとくに男性に多い脂肪で、おなかを中心に胸や肩など上半身にたっぷり付きます。男性は少しおなかが出ているほうが着物が似合うというように、男性らしい貫禄とか、落ち着きを感じさせるのがこの脂肪です。

これに対して**皮下脂肪は、おもに女性の腰から太もも**にかけて付きます。縄文時代の土偶に象徴されるように、女性らしい柔らかなシルエットのもとになっています。皮下脂肪も指できゅっとつまむことができますが、おなかの脂肪ほどは厚くありません。

医学分野では、内臓脂肪と皮下脂肪が作る体のラインをリンゴと洋ナシになぞらえて、

図1　リンゴ型肥満と洋ナシ型肥満

内臓脂肪と皮下脂肪が作る体のラインを果物の形になぞらえて、それぞれリンゴ型肥満、洋ナシ型肥満と呼ぶことがあります。

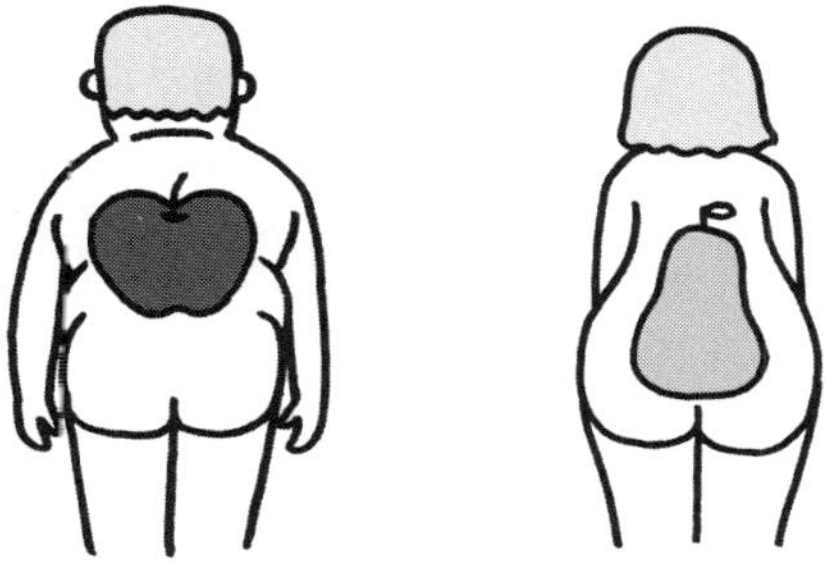

リンゴ型肥満（内臓脂肪）　洋ナシ型肥満（皮下脂肪）

内臓脂肪による肥満を「リンゴ型肥満」、皮下脂肪主体の肥満を「洋ナシ型肥満」と呼ぶことがあります。図1に後ろ姿のイラストで示しました。ただし、**男性にも皮下脂肪は付きますし、女性も閉経をむかえると内臓脂肪が増えてきます。**

自分がリンゴ型か洋ナシ型か気になる人は、ウエストのサイズをヒップのサイズで割ってみてください。これで体の形がわかります。この数値が男性で1・0以上、女性で0・8以上なら、おそらくリンゴ型肥満で内臓脂肪が付いています。

そして三つ目の**体脂肪は、内臓脂肪と皮下脂肪を合わせた脂肪全体**を指す言葉です。つまり通常の体脂肪計は、内臓脂肪と皮下脂肪を区別せずに、体の中で脂肪が占める割合を見ていることになります。

さて、内臓脂肪はおなかのどこに付くのでしょうか。体を縦に切って見てみましょう。図2は、おへそを通る線で体を真っ二つにして、右側から見たものです。こうするとよくわかりますね。

おなかの皮膚のすぐ下に皮下脂肪があって、その下に腹筋があり、そのもっと奥、内臓をおおうように内臓脂肪がたまります。この絵では大きな固まりが詰まっているように見えますが、実際は少し違います。

おなかの中は大きな空洞になっていて、空洞の壁から腸間膜《ちょうかんまく》という、複雑に重なったカーテンのような膜がおりています。図3をご覧ください。この絵は正面から見たところで、腸間膜がよくわかるように皮膚と皮下脂肪、腹筋を取り除き、じゃまな臓器を途中で切ってあります。

腸間膜は小腸や大腸を包むようにつないで、**おなかの中で内臓をつり下げる**働きをしています。そして、この膜の中を血管、神経、リンパ管が放射状に走り、内臓に酸素と栄養を運んでいます。**内臓脂肪はこの腸間膜に付く**のです。

内臓脂肪が増えるにつれて腸間膜は厚みを増し、肝臓や膵臓《すいぞう》のまわり、太い血管の周囲、

図2　内臓脂肪はおなかのどこに付く?

おへそを通る線で体を縦に切り、右から見たところです。おなかの皮膚のすぐ下に皮下脂肪があって、その下に腹筋があり、そのもっと奥、内臓をおおうように内臓脂肪がたまります。

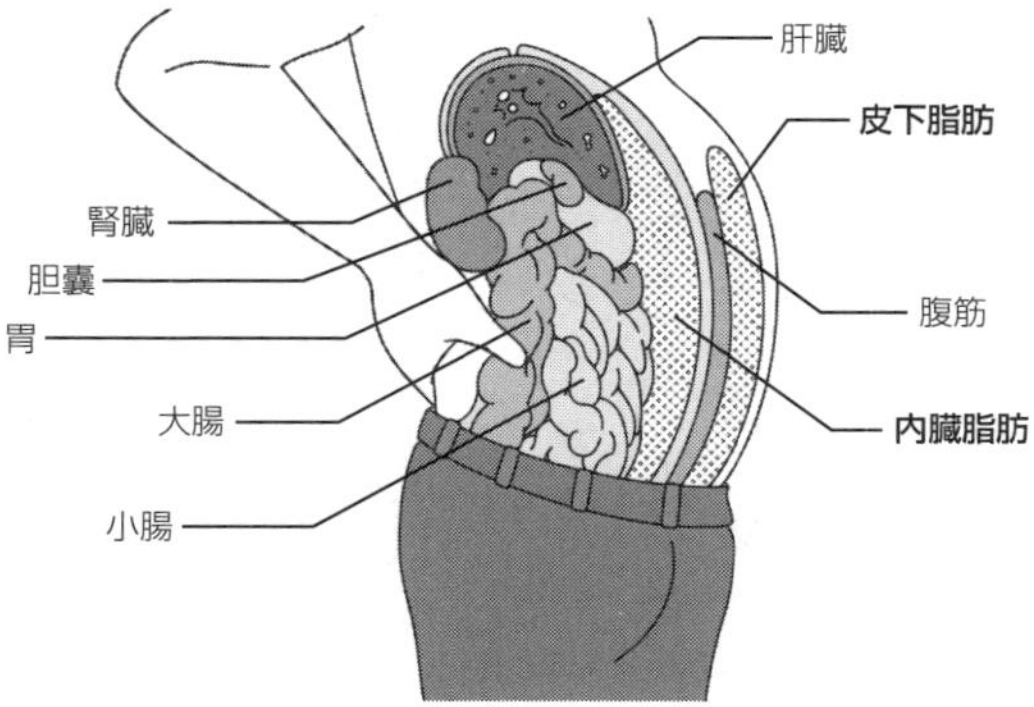

図3　おなかの中の腸間膜

正面から見たところです。おなかの中は大きな空洞になっていて、空洞の壁から、複雑に重なったカーテンのような腸間膜がおりています。内臓脂肪はここに付きます。

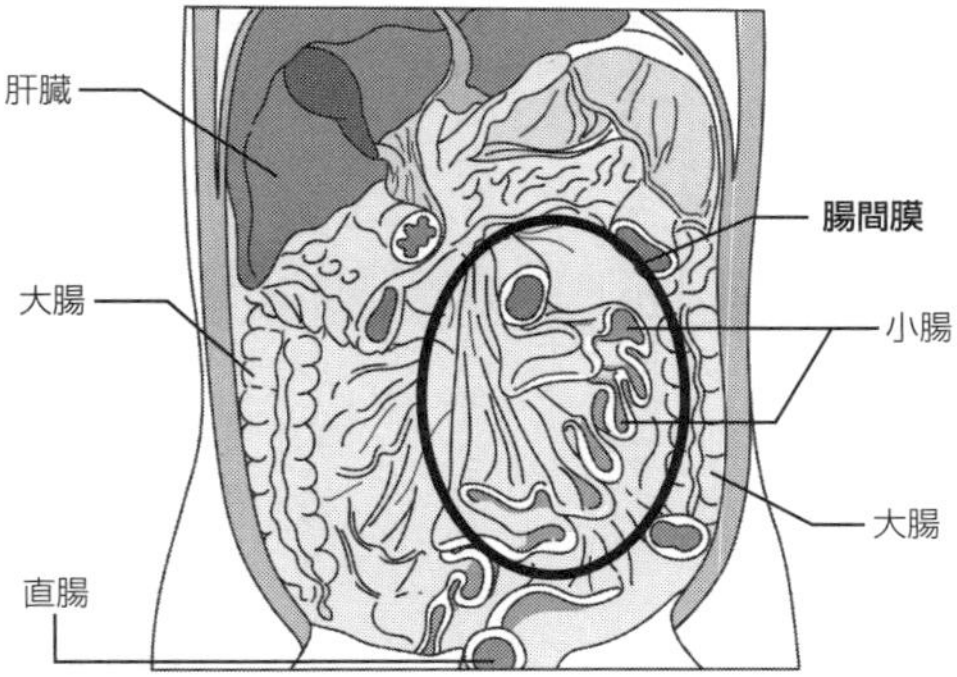

内臓と内臓のすきまが徐々に脂肪で埋まっていきます。こうして、おなかの中のいたるところに脂肪がぎっしり付くと、立派な太鼓腹ができあがります。

脂肪は何のためにあるのか

最近は、女性だけでなく男性もスタイルを気にする人が増えています。ときどきおなかをさわっては、この固まりを切り取ってはかりにのせたら、何キロくらいあるだろうとか、誰かやせた人がもらってくれないものかと考えて、出るのはため息ばかりです。

いえいえ、そんなに嫌わないでください。脂肪がなければ人は生きていけません。本書のテーマである内臓脂肪を含め、脂肪は体内で大切な役割を果たしています。

まず、脂肪はすべて、**食べものがなくなったときに備えたエネルギーの貯蔵庫**です。では、体全体でどのくらいのエネルギーが備蓄できているのでしょうか。また、なぜ脂肪の形でエネルギーをたくわえるのでしょうか？

学校で三大栄養素について習いましたね。おぼえていますか。生物が機能を維持するには多くの物質が必要で、そのうち自分で作れないものは口から摂取しなければなりません。こういう成分を栄養素といいます。なかでも炭水化物、蛋白質、脂質の三つは、毎日一定量を摂る必要があることから、とくに**三大栄養素**と呼ばれています。ここにビタミン、ミネラルを加えて五大栄養素ということもあります。

炭水化物、蛋白質、脂質は、それぞれ他のものにはない特徴を持っています。そのうち**脂質がすぐれている点の一つがエネルギー効率のよさ**です。

炭水化物、蛋白質、脂質を1グラムずつ摂取した場合に、炭水化物と蛋白質から得られるエネルギーがそれぞれ4・1キロカロリーであるのに対し、脂質からは9・3キロカロリーも得られます。**同じ重さに2倍以上のエネルギーが入っている**のです。言い換えると、エネルギーを脂肪としてたくわえれば、炭水化物、蛋白質の半分以下の量で、同じだけエネルギーを貯蔵できることになります。

脂肪だけでなく炭水化物もエネルギーをたくわえるのに使えます。ブドウ糖がたくさんつながったグリコーゲンという物質がそうで、筋肉や肝臓に貯蔵されています。しかし、炭水化物は脂肪とくらべてエネルギー量が少ないだけでなく、もう一つ問題があります。体の中で水と結びつく性質があるため、かさが増えるのです。これにより、同じ量のエネルギーをたくわえようと思うと、脂肪なら1グラムですむところが、炭水化物は約6グラム必要になります。

あまり重くなると体を動かすさまたげになりますから、炭水化物は大量にたくわえることができません。実際に、筋肉や肝臓にたくわえられたグリコーゲンから得られるエネルギーは1日分にも満たないといわれています。

これに対して、脂肪は油なので水と結びつくことはなく、大量のエネルギーをコンパクトに貯蔵できます。そのおかげで標準的な大人は、水さえ飲んでいれば、**何も食べなくても体内の脂肪を使って数ヵ月間生きていける**と考えられています。

脂肪はコートにもクッションにもなる

脂肪の役割はエネルギーの貯蔵だけではありません。脂肪そのものが、人が生きていくうえで重要な仕事をしています。

全身のあらゆる細胞を一つ一つ包む膜の成分であるとともに、脂肪の消化を助ける胆汁や、生体活動を調節するホルモン、たとえば副腎皮質ホルモンならびに男性女性それぞれの性ホルモン、さらには血圧、血液の凝固、免疫機能などの調節をになう物質の原料でもあります。

また、油に溶ける性質を持つビタミンA、ビタミンD、ビタミンEなどの吸収を助け、ビタミンDを体内で合成するのにも必要です。

ビタミンDは腸でのカルシウムの吸収を促して、骨に入ったカルシウムを逃がさないようにすることで骨を強くしています。そのため実際に骨粗鬆症《こつそしょうしょう》の治療に使われていますが、骨粗鬆症を予防するためなら適度に日光を浴びれば十分でしょう。

なんと、皮下脂肪には紫外線によってビタミンDに変わる物質が含まれており、**日光浴をするだけでビタミンDを合成できる**のです。ただし、これだけで十分とはいかないので、魚やキノコなどの食品からビタミンDの摂取を心がけることも大切です。

この他に、皮下脂肪は全身を広くおおうことで、体を寒さから守って体温を一定に維持したり、体への衝撃をやわらげたりする働きがあります。

これに対して内臓脂肪は、内臓をあるべき場所に固定し、クッションとなって内臓を守っています。

おなかは巨大な空洞で、その中に、胃、腸、肝臓など、たくさんの臓器が存在します。しかし、**人は動物と違って直立しているため、重力によって臓器がずり落ちる**おそれがあります。それを防ぐために、それぞれの臓器は腸間膜をはじめとする膜と、じん帯でゆるやかに固定され、そのすきまを内臓脂肪が埋めることで、あまり動かないようになってい

図4　脂肪の役割

皮下脂肪にも内臓脂肪にも大切な役割があります。付き過ぎなければ何の問題もありません。

	皮下脂肪	内臓脂肪
共通の働き	エネルギーをたくわえる	
	さまざまな物質を分泌して生体の機能を調節する	
	細胞を包む膜、男性ホルモン、女性ホルモンなどの原料	
	ビタミンの吸収を促す	
固有の働き	防寒と体温の維持	内臓の位置を固定する
	体への衝撃をやわらげる	内臓への衝撃をやわらげる
	ビタミンDを合成する	
	女性ホルモンを合成する	

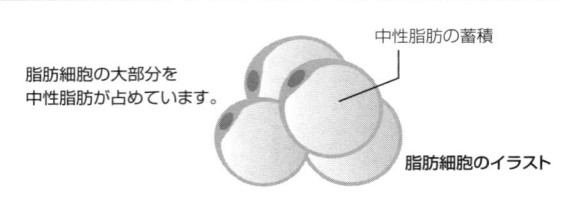

脂肪細胞のイラスト

るのです。

臓器の固定が不十分だと、胃下垂や、腸の一部が下がる腸下垂、腎臓が下がる遊走腎《ゆうそうじん》をはじめとする内臓下垂が起こります。高齢者や、やせ形の女性など内臓脂肪が少ない人に多く見られ、胃下垂で胃が骨盤にすっぽりはまり込んだかと思えば、腎臓が10センチも下がるなど、内臓の位置が大きく変わってしまいます。

これでは、それぞれの臓器が本来の機能を十分果たせないだけでなく、骨盤の中で腸が圧迫されて便秘になったり、子宮と卵巣が圧迫されて生理不順が起きたり、排尿に問題が生じたりすることもあります。

ここまで見てきた脂肪の役割を図4の表にまとめました。このうち「さまざまな物質の分泌」と「女性ホルモンの合成」についてはあとで詳しく説明します。物言わぬ脂肪がこんなに活躍してくれていたなんて、おなかの脂肪を優しくなでてあげたくなりますね。

付き過ぎた脂肪が病気を招く

このように、脂肪が体に付くのは決して悪いことではありません。脂肪は体の機能と健康を支えており、人生をのびのびと楽しむことができるのも脂肪が本来の役割を存分に果たせばこそです。

問題は付いている脂肪の量です。ほどほどであればよいのですが、蓄積と分解のバランスがくずれて蓄積にかたむくと肥満になります。

さて、脂肪というと、すき焼きで最初に鍋に油を敷く牛肉の脂のように、白っぽい固まりを想像しませんか。ここで脂肪のかけらを顕微鏡でのぞいてみましょう。

脂肪の固まりは無数の脂肪細胞が集まってできています。脂肪細胞は体の他の細胞とくらべて数倍から数十倍も大きく、細胞の中に巨大な袋のような構造があります。

図4の下に脂肪細胞のイラストをかかげました。大きな袋が細胞の大部分を占めていますね。ここに液体の中性脂肪がドロッと入っています。そうです。体に付いた脂肪はすべて、健康診断でおなじみの中性脂肪がたまったものなのです。

皮下脂肪の場合は、付けば付くほど体全体が丸みをおびるため、太ったことが一目でわかります。鏡に映るほっぺたとか、あごのあたりを見て、あれ、いつのまに？と思ったことがあるでしょう。見た目の変化だけでなく、皮下脂肪が増えると全身の細い血管が圧迫されて血圧が上がり、心臓に負担がかかります。

また、首のまわりに脂肪が付けば、**いびきや、寝ているあいだに呼吸が何度も止まる睡眠時無呼吸症候群**を招きます。脂肪の固まりのせいで、のどがせまくなり、息が通りにくくなるからです。

さらに、脂肪によって体重が増えると、腰やひざに大きな負担となります。とくに女性は男性とくらべて筋肉が弱く、骨密度が下がりやすいため、**皮下脂肪が少し付くだけで背骨がつぶれて腰痛が起きる**ことがあります。脂肪の蓄積と腰痛の関係については、あとで改めて考えましょう。

ここで気をつけてほしいのは、皮下脂肪の増加に伴う問題が、基本的には、付いた脂肪が重い固まりになるために起きていることです。ところが内臓脂肪は違います。皮下脂肪と内臓脂肪は付く場所だけでなく、脂肪の「悪さ」が異なるのです。

脂肪細胞は、ただ集まって体にくっついているだけではありません。さまざまな物質を分泌して生体の機能を調節するという驚くべき別の顔を持っています。脂肪細胞には中性脂肪がぎっしり詰まっていますから、わずかに残ったせまい部分でこんな作業をしていることになりますね。

脂肪細胞が作る物質は、わずかな量で生きものの体の働きに大きな影響を与えます。こういう物質のことを医学用語で**生理活性物質**といい、おなじみのビタミンやミネラル、最近流行の酵素、アドレナリンやインスリン、男性ホルモン、女性ホルモンに加えて、脳の神経細胞のあいだで情報をやり取りする物質も生理活性物質の仲間です。

脂肪細胞が作る物質はこれまでに１００種類以上確認されています。このうち、おもに内臓脂肪が分泌するもののなかに、**血圧を上げ、血糖値を上げ、動脈硬化を進行させ、血管の中で血を固まらせて脳梗塞や心筋梗塞を招く、悪い物質がある**のです。

これとは反対に、高血圧、糖尿病、脂質異常症、高尿酸血症などの生活習慣病の進行をおさえる良い物質も作っていますが、内臓脂肪が増えると悪い物質の合成が高まって、良い物質の合成が下がることが明らかになっています。

内臓脂肪の蓄積が生活習慣病を起こし、悪化を促すのはこのためです。その先に、**悪名高いメタボリックシンドローム**が待っています。

男性は腹囲85センチを超えるとアウト

内臓脂肪がどのくらい付いているかを調べるには、どうしたらよいでしょうか。

最近の体脂肪計のなかには内臓脂肪レベルを判定できるものがありますね。ですが、現代の技術では脂肪の量を正確に測定できないため、表示される体脂肪率、基礎代謝量、内臓脂肪レベルなどはすべて推定に過ぎません。**家庭用体脂肪計が示す体脂肪率には8パーセントの誤差がある**とする論文もあり、内臓脂肪レベルもあくまでも目安ととらえるべきでしょう。

内臓脂肪の量を正しく調べるには、腹部CTスキャン検査でおなかの断面を撮影する必要があります。

図5に、おなかの断面の画像をのせました。上が体の正面ですから、あお向けになった

図5　内臓脂肪型肥満と皮下脂肪型肥満

腹部CTスキャン検査でおなかの断面を撮影しました。内臓脂肪型肥満は腹筋より深いところに脂肪が蓄積しています。

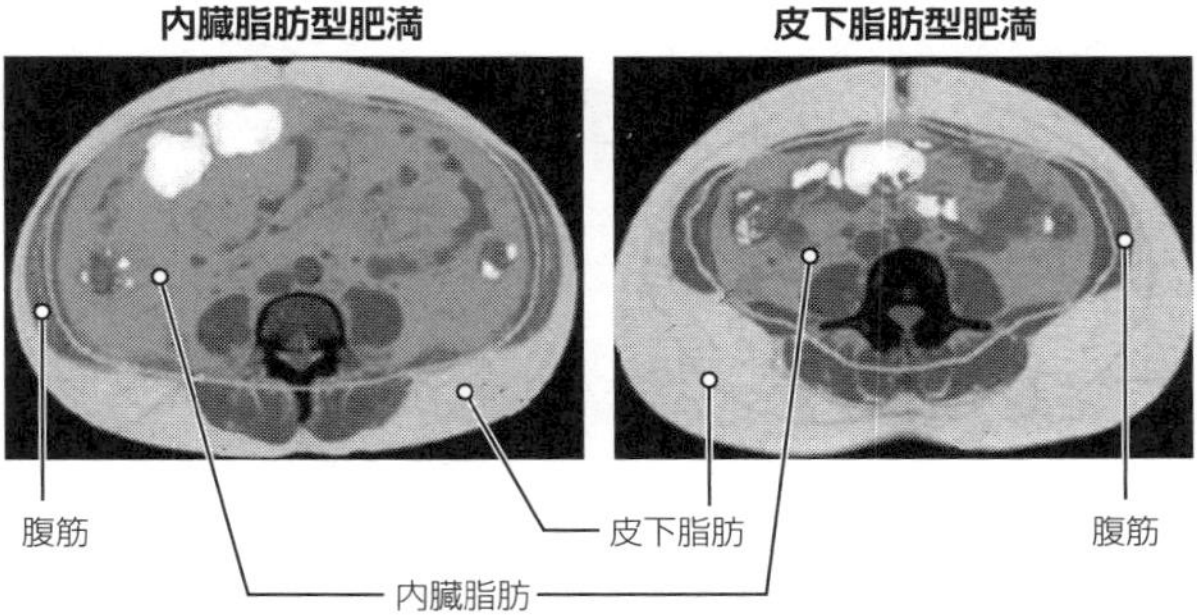

（社団仙齢会はりま病院）

姿勢と考えてください。体を取り巻くように写っているのが皮下脂肪、深いところにべったり広がっているのが内臓脂肪です。

左の人は、体の周囲の脂肪はそれほどでもありませんが、腹筋より深いところに内臓脂肪がたっぷり付いています。これに対して右の人は皮下脂肪が分厚く体をおおっているものの、よく見ると腹筋より深いところにはあまり脂肪がありません。同じ肥満でも、**左は内臓脂肪型肥満、右が皮下脂肪型肥満**ということです。

内臓脂肪はこんなに深いところにあるので、両手でつかめるといっても、つかんでいるのは内臓脂肪そのものではなく、内臓脂肪のせいで中からせり出してきた腹筋や、浅いところにある皮下脂肪をひっくるめた、おなか全体ということです。

では、この内臓脂肪がどのくらい広がったらまずいのでしょうか？

健康診断で測る腹囲の基準は**男性が85センチ、女性が90センチ**です。これを見て、「女性に甘いんじゃないか」とぶつぶつ言う男性がいますが、もちろん、この数字には大きな意味があります。

健康診断で腹囲を測るようになったのは２００８年のことです。この年の春から、40～74歳を対象とする特定健康診査・特定保健指導、略して特定健診が始まりました。**別名「メタボ健診」**です。

大変な労力と予算をかけて新しい健診を始めたのは、内臓脂肪の蓄積がメタボリックシンドロームの発症と関係することを示すデータが多数集まってきたからです。通常の健康診断と合わせてメタボリックシンドロームの予兆がないか調べ、必要に応じて生活習慣を改善するよう専門家が指導することで、生活習慣病全般の発症率を下げるのが目的でした。

この85センチと90センチという腹囲の基準値の根拠になったのが、先ほどの腹部ＣＴスキャン検査の画像です。

内臓脂肪が増えてメタボリックシンドロームになると、**心筋梗塞をはじめとする心臓病**

の発症率が上がります。そのため、まずは、おなかの断面の画像で、内臓脂肪の面積がどのくらいになったら心臓病の危険が高まるかを、全国の男性約1万人、女性約2400人の画像データをもとに解析しました。

すると、年齢や性別にかかわらず、腹部CTスキャン検査の画像で内臓脂肪の面積が約100平方センチ以上あると、心臓病の危険が大きくなることがわかりました。

こうして、画像上で内臓脂肪の面積が100平方センチまで、という基準ができましたが、健康診断の場でいちいち腹部CTスキャン検査を実施していたら、時間がどれだけあっても足りません。お金も人手もかかりますし、毎年となると放射線被曝の問題も出てきます。農村部の住民健診では撮影装置がない地域もあるでしょう。そのため実際の健診では、簡易の検査として**巻き尺で腹囲を測り、内臓脂肪の量を推測する**ことになりました。

それで、おなかの断面の画像と腹囲の数値を付き合わせたところ、内臓脂肪の面積が画像上で約100平方センチになるのが、男性は腹囲85センチ、女性は90センチだったのです。腹囲の基準はこうして定められました。

ただし、身長が185センチを超える長身の男性は、この基準だと実際の内臓脂肪の量とのあいだにズレが生じるようです。そのため、この人たちには、腹囲と身長の比率を使う方法が提案されています。腹囲が身長の半分以下なら問題ないとするもので、たとえば身長190センチの人なら腹囲95センチが目安になります。

皮下脂肪と内臓脂肪、男女別平均点はどのくらい?

基準値にちゃんと意味があることがわかったところで、ちょっと気になるのが他の人の数値です。みんな、基準値におさまっているんだろうか。引っかかる人はどのくらいいるのかな?

では、ここで皮下脂肪と内臓脂肪の平均点を男女別に見てみましょう。

皮下脂肪は全身の皮膚の下に付くといっても、付きやすい場所と付きにくい場所があります。洋ナシ型肥満のところで見たように、とくに付きやすいのが腰と太ももです。多い順に**腰と太もも**、**胸**、**肩と二の腕**、**前腕とふくらはぎ**、**手首と足首**となっていて、体の中心から離れるにつれて少なくなります。

大人の平均は、二の腕の後ろであれば、男性が0・6〜0・8センチで女性が1・2センチくらい。太ももの表側なら、男性が0・6〜0・9センチで女性は1・2〜1・5センチというところです。特別な機械がなくても、片手の親指と人差し指で**皮下脂肪をきゅ**

っとつまみ、もう一方の手で物差しを当てればだいたいわかります。ちょっと測ってみてください。

　場所によっては皮下脂肪なのか、その下にある筋肉なのか、わかりにくいことがありますが、つまんだまま筋肉に力を入れて、手足を曲げ伸ばししたり、おなかをくぼませたりすれば、つまんでいるのが脂肪か筋肉か区別できます。

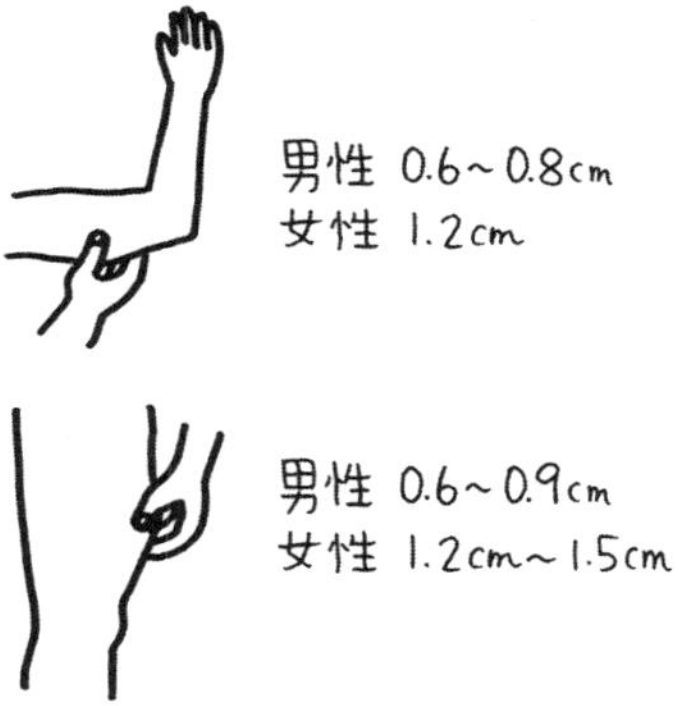

　皮下脂肪を減らそうとしてダイエットすると、脂肪が付きにくい手首と足首、前腕とふくらはぎの順にやせていき、最後に腰と太ももの脂肪が落ちます。そのため、たとえば**二の腕の皮下脂肪を集中的に、というように、都合よく落とすことはできません。**エステティックサロンの宣伝などで見かける「顔やせ」というのも難しいでしょうね。

　皮下脂肪が女性に付きやすいのは数多くの調査で確かめられています。男女合わせて約３４００人を対象に、専用の機械で皮下脂肪の厚さを測定したところ、なんと生まれたての赤ちゃんの二の腕で、すでに女の子のほうが男の子より皮下脂肪が厚かったのです。

そして、二の腕だけでなく、肩甲骨の下の部分、腰の骨の上の部分、太ももの表側、太ももの裏側、ふくらはぎなど、ほぼすべての場所で、生涯を通じて女性のほうが男性より皮下脂肪が厚く、年齢を重ねるにつれてその差が広がることが判明しました。

では内臓脂肪はどうでしょう。健診センターで診てきた経験から言うと、**男性はかなりの人が腹囲の基準値を超えているのに対し、女性で基準値を超える人はめったにいません。**その根拠となるデータもあります。

人間ドックを受けた男女合わせて1万3700人について、腹囲の平均値を年代別に算出した調査報告によると、**男性は年代にかかわらず約84センチ**でした。ぎりぎりですね！

これでは男性の半数近くが基準値を上回ってもおかしくありません。

その一方で、女性は40歳の平均が76センチで、年齢を追うごとに数値が上がり、60歳で82センチになります。それでも80歳でようやく85センチですから、基準値である90センチを超える人が少ないのもうなずけます。

女性のおなかに付きにくいのはなぜ？

ここまで、内臓脂肪が男性に付きやすいのに対して、女性は生まれたときから皮下脂肪が多いこと、しかし女性も年齢を重ねるにつれて内臓脂肪が付いていくことを見てきました。なぜ男女で違いがあるのでしょうか。

この鍵を握るのが女性ホルモンです。女性ホルモンであるエストロゲンには**内臓脂肪の分解を促して、皮下脂肪に変える作用がある**のです。すごい能力ですね。

エストロゲンには、この他にも、血管を広げて血圧を下げたり、悪玉コレステロールの増加をおさえて動脈硬化を防いだりする働きがあります。そのため、閉経前の女性でメタボの項目に引っかかる人は、同年代の男性とくらべると少ししかいません。

そんな女性も、閉経をむかえて女性ホルモンが減少すると内臓脂肪が増えていくのは先に見た通りです。なかでも**子宮や卵巣の周囲に蓄積しやすい**という指摘があります。もともと女性は、子宮と卵巣を守るために下腹部の皮下脂肪が厚くなっていますが、おなかの中に内臓脂肪も付くことで、下腹部がいっそうふっくらしてきます。

それでも同年代の男性とくらべると内臓脂肪全体の量は少なく、生活習慣病になる人の割合も低いままです。糖尿病の予備軍にはなっても本物の糖尿病まではなかなか進まず、発症率は男性の半分くらいにとどまります。高血圧も同じで、閉経をむかえると発症率が上がりますが、それでも男性を追い抜くことはありません。

このように女性ホルモンは皮下脂肪を増やし、内臓脂肪を付きにくくして、生活習慣病を遠ざけてくれる女性の強い味方です。

それだけではありません。なんと皮下脂肪には、女性ホルモンの前段階にあたる物質を女性ホルモンに変える働きがあるのです。**皮下脂肪で女性ホルモンを作れる**ということです。閉経を過ぎると、卵巣は女性ホルモンをほとんど作らなくなりますが、女性はもともと皮下脂肪が多いため、体内での女性ホルモンの産生は続きます。

しかし、そんな女性の体から女性ホルモンが消えてしまうことがあります。その原因でもっとも多いのが**無理なダイエット**です。

皮下脂肪が女性ホルモンを作るには、皮下脂肪の細胞に中性脂肪が十分たまっている必要があります。ところが、ダイエットをやり過ぎて体のエネルギーが不足すると、脂肪細胞にたくわえられていた中性脂肪が分解されて血液中に出ていきます。こうなると脂肪細胞がしぼんでしまい、女性ホルモンを作れなくなるのです。

また、体重の大きな減少は生存にかかわる非常事態なので、体を守るための変化がいくつもあらわれます。卵巣での女性ホルモンの合成を促すホルモンが減少するのもその一つで、その結果、卵巣からの女性ホルモンの分泌も減ってしまいます。

脂肪は少なければ少ないほどよいわけではありません。体にとって大切な仕事をしていることを忘れないでください。

男性ホルモンにも内臓脂肪を減らす作用がある

女性ホルモンの話が続き、男性の皆さんにさびしい思いをさせてすみません。ご心配なく。男性ホルモンにも内臓脂肪を減らす作用があります。

男性ホルモンであるテストステロンは、筋肉を発達させて男性らしい体を作るだけでなく、体内のエネルギー消費を促して脂肪を燃焼させています。そのため若いころは、脂ぎった唐揚げやラーメンを毎日のように食べようが、夜遅くまでビールを飲んでさわごうが、細身でしまった体つきの人が多いものです。

それが30代に入るとテストステロンが減り始め、それとともに内臓脂肪が増えてきます。これにはさまざまな要因が関係していますが、**現代社会でもっとも大きいのがストレスです。**

日本人男性のテストステロンの数値を年代別に調べた研究からは、ちょっと怖いことがわかっています。普通に考えると、年齢が上がるにつれて数値が低くなりそうですよね。ところが、朝起き抜けの時間を除くと、**定年退職後の60代よりも、働き盛りの40〜50代のほうがテストステロンの数値が低かった**のです。

この世代は毎日仕事のストレスに直面しています。それに加えて子どもの教育や家のローンなど、私生活のストレスものしかかっているでしょう。

強いストレスを感じると、脳が指令を出して、おなかの深いところにある副腎という臓器からコルチゾールというホルモンを分泌させます。コルチゾールには血液中のブドウ糖を増やす作用があるため、体はブドウ糖をエネルギー源として使い、厳しい状況を乗り切ることができます。

ところが、この状態が長く続くと、**コルチゾールが内臓脂肪を増やすように働く**ことがわかっています。男性は女性とくらべてコルチゾールの作用を受けやすいため、短期的なストレスには強いものの、**ストレスが長く続くと内臓脂肪をたくわえてしまう**のです。

また、コルチゾールと男性ホルモンはどちらも体内のコレステロールから作られています。ストレスが続くと、コレステロールがコルチゾール産生のために消費され、男性ホルモンを十分作れなくなることも指摘されています。

じつは男性の体内にも女性ホルモンが存在します。女性と違って男性には卵巣がないため、男性は男性ホルモンの一部を皮下脂肪で女性ホルモンに変換しています。閉経をむかえた女性と同じ現象が男性でも起きているのです。

しかし、男性の場合は、女性ホルモンができるという良い効果よりも、これによって男性ホルモンが減るという悪い効果のほうが、体に強い影響をもたらすと考えられています。

こうして男性ホルモンが減少すると、筋肉が落ちて脂肪の燃焼が下がり、内臓脂肪の蓄積が一気に進みます。

それだけではありません。男性ホルモンと内臓脂肪には逆の関係もあります。**内臓脂肪が増えると男性ホルモンが減少する**ことを示すデータがあるのです。

男性ホルモンが減ると内臓脂肪が増え、内臓脂肪が増えると男性ホルモンがさらに減少する。この**負のスパイラル**にはまってしまうと、ちょっとやそっとでは抜け出せなくなってしまいます。

腹囲が基準値以下でもメタボのおそれ

健康診断で腹囲を測るのは、危険な内臓脂肪がどのくらいたまっているか推測するためでした。内臓脂肪の蓄積がメタボリックシンドロームを招くからです。

さて、メタボリックシンドロームの診断基準はご存じでしょうか？　ああ、そういえば、健康診断でもらったパンフレットに書いてあったな。腹が出てたらメタボってわけじゃないんだよね。

答えは、「内臓脂肪の蓄積に加えて、脂質異常症、高血圧、高血糖のうち二つ以上あてはまる状態」です。腹囲に加えて、**脂質、血圧、血糖のうち二つ以上の項目**が基準を超えるとメタボリックシンドロームと診断され、項目が一つだけ基準を超えたら予備軍です。

なぜ腹囲を重視するかというと、おなかに付いた内臓脂肪が原因となって、脂質、血圧、血糖の数値が悪くなると考えられているからですね。

では、その基準とはどれくらいでしょう。

なんと、健康診断の結果が「経過観察」だったら、すでに基準を超えているのです。上の血圧は１２９㎜Hgまで、下の血圧が84㎜Hgまで。どちらかでも超えたら一つバツが付きます。中性脂肪は1デシリットルあたり１４９ミリグラムまで、善玉コレステロールは

40ミリグラム以上必要です。血糖値は空腹時で同じく1デシリットルあたり109ミリグラム以下でなければいけません。

たとえば腹囲が87センチの男性が、上の血圧が142㎜Hgで、中性脂肪が1デシリットルあたり165ミリグラムであれば立派なメタボリックシンドロームです。皆さんは大丈夫ですか？　現在では、**男性の2人に1人、女性の5人に1人が、メタボリックシンドロームか、その予備軍**と考えられています。

この診断基準は日本動脈硬化学会、日本糖尿病学会、日本高血圧学会、日本肥満学会、日本循環器学会、日本腎臓学会、日本血栓止血学会、日本内科学会が合同で検討を重ねて決めたもので、まさに日本の英知の結晶です。

ただし、内臓脂肪の量を腹囲の数値だけで十分に推測できるかどうかについては、当時から慎重な意見がありました。そのため、メタボ健診の現場では、先にかかげた基準に修正を加え、腹囲が基準を超えている人だけでなく、**BMIが正常範囲を超えている人も内臓脂肪が付いている**と判断しています。

隠れメタボは女性が多い

ＢＭＩは肥満の程度を示す国際的な尺度で、体格指数ともいいます。このように腹囲とＢＭＩで二重に網をかければ、メタボリックシンドロームに該当する人をもらさず見つけ出せるだろうと期待されていました。

ところが最近になって、残念な事実が明らかになったのです。

このＢＭＩは身長と体重を次の式に当てはめて計算します。

体重□（キログラム）÷（身長□（メートル）×身長□（メートル））

体重が65キログラムで身長が１・７０メートルの人なら、まず

身長１・７０×１・７０＝約２・９

としておいて、体重65キログラムをこの数字２・９で割ります。すると、

図6　BMIの肥満度判定

BMIは体格指数ともいい、肥満の程度を示す国際的な尺度です。身長と体重をもとに計算します。

BMI	判定	
18.5以下	低体重	
18.5〜25未満	普通体重	
25〜30未満	肥満（1度）	
30〜35未満	肥満（2度）	
35〜40未満	**肥満（3度）**	**高度肥満**
40以上	**肥満（4度）**	

体重65÷2・9＝約22・4

BMIは22・4となります。肥満度の判定は図6を見てください。

約15万人のデータを解析したところ、**もっとも病気にかかりにくかったのがBMIが22の人たち**でした。このことからBMI22を適正体重として、18・5以上、25未満を普通体重と判定しています。BMIが25以上で肥満、35以上になると高度肥満です。

数字に幅を持たせてあるのは、同じように健康であっても、骨太のがっちりした人もいれば、きゃしゃな作りの人もいるからです。このBMIの判定も国によって違いがあり、日本でBMI25以上を肥満とするのに対し、米国では30以上が肥満です。ここでも、日本人は内臓脂肪が付きやすいことが考慮されています。

けれども、BMIにもあるんですね、欠点が。**BMIは内臓脂肪も皮下脂肪も区別なく計算する**ため、そのうちどれだけが内臓脂肪かわかりません。

実際に、健康診断や人間ドックで得られた膨大なデータの解析が進むにつれて、腹囲とBMIの両方が基準値におさまっていても、よく調べると内臓脂肪が付いている人や、脂質、血圧、血糖の数値が高く、メタボリックシンドロームに当てはまる人がいることが明らかになってきました。いわゆる「隠れメタボ」です。

しかも、その数がはんぱではないのです。2016年に厚生労働省の研究班が公表した推計によると、現在、メタボリックシンドロームに該当する人が全国に970万人いるのに対し、**隠れメタボと考えられる人は914万人いる**とされています。ほぼ同数ですね。

これまでの考えかたでは、腹囲かBMIのどちらかが基準値を超えなければメタボリックシンドロームと診断されないため、こういう人たちは専門家による生活指導を受けることもなく、見過ごされてきました。なんと、魚は半分近く逃げていたのです。

そして、もう一つ、深刻な問題が見つかりました。これまではメタボというと、おなかの出た中年男性のイメージがありました。それが今回の推計で、**隠れメタボは女性のほう**

が多く、男性の1・4倍にのぼることが示されたのです。隠れメタボ914万人の内訳は、男性380万人に対して女性が534万人でした。この人数は今後さらに増えると予想されています。

内臓脂肪型肥満は、**女性にとっても、スリムな人にとっても、他人ごとではない**ということです。

内臓脂肪は日本人の弱点だった！

とはいえ、女性は閉経をむかえて内臓脂肪が増えても、男性とくらべると大きく健康をそこなう人は多くありません。

いいなあ、男性ホルモンはすぐ減ってしまうのに、女性は女性ホルモンでずっと守られているんだ。男はつらいな、と思うかもしれませんが、それはちょっと違います。ここで、衝撃の事実をお伝えします。

同じ男性でも、**白人男性は内臓脂肪があまり付きません**。

欧米のなかでも米国は体格のよい男性が目立ちますが、驚いたことに皮下脂肪がかなりの部分を占めています。平均年齢45歳の日本人と米国白人を対象に、腹部CTスキャン検査でおなかの断面を撮影して、皮下脂肪と内臓脂肪の面積を比較した研究があります。外見が似た人どうしで比較できるように、腹囲にもとづいて参加者を4つのグループに分けて、同じグループのなかで日本人と米国白人をくらべました。

すると、腹囲が小さいやせ型のグループも、腹囲が大きい肥満型のグループも、すべて**日本人のほうが皮下脂肪が少なく、内臓脂肪が多い**ことがわかりました。

たとえば腹囲が88・9〜96・8センチのグループを見ると、画像上の内臓脂肪の面積は米国白人が85・5平方センチなのに対して、日本人は101・7平方センチあります。

内臓脂肪の面積が画像上で100平方センチ以上あると心臓病の危険が高まるのでしたね。この日本人男性のグループは日本の腹囲の基準85センチを超えており、やはり、こういう人たちは内臓脂肪がしっかり付いていることがわかります。ところが、腹囲が同じくらいの米国白人は内臓脂肪が85・5平方センチしかないのですから、余裕しゃくしゃくです。

腹囲の基準値は日本と米国でかなり違い、日本の85センチに対して米国は約102センチ（40インチ）です。この基準値の意味は、**腹囲約102センチの米国白人に付いている内臓脂肪の量と、腹囲85センチの日本人に付いている内臓脂肪の量が同じ**ということです。

35～36ページで、同じ日本人でも女性は内臓脂肪が付きにくく、糖尿病の発症率が男性の半分しかないと説明しました。欧米人は女性だけでなく男性も内臓脂肪がたまりにくいことから、糖尿病の発症率は男性と女性がほぼ同じです。

日本人男性は白人男性とくらべるとずっとスリムなのに、残念ながら内臓脂肪が付きやすいため、体型が同じなら生活習慣病を発症しやすいということです。この傾向は日本人だけでなくアジア人全体で見られます。

内臓を筋肉で支える人種、脂肪で支える人種

では、ここにアフリカ系の人を加えて考えてみましょう。

おなかの皮下脂肪の厚さが同じ白人と日本人、そして欧米在住のアフリカ系の人を対象に、内臓脂肪の面積がどのくらい違うか比較しました。すると、日本人は白人とくらべて内臓脂肪の面積が平均で15平方センチ大きいことが明らかになりました。予想通りの結果です。

ところが、驚くなかれ、アフリカ系の人は、内臓脂肪の面積が白人より38平方センチも小さかったのです。人種別にならべると、こうなります。

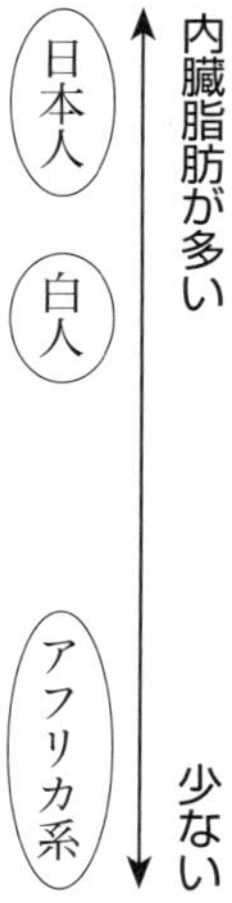

これほどの違いが生まれた原因は明らかになっていませんが、「日本人は脂肪を皮下脂肪としてたくわえる力が弱いからではないか」という指摘があります。

肉食中心の欧米人が脂肪を大量に摂取してきたのに対し、アジア人は脂肪の少ない食生活を続けてきました。そのため、安全な皮下脂肪の形で脂肪をためる能力が発達しておらず、内臓脂肪の形で蓄積してしまうのではないかというのです。

確かに、**日本の一般庶民が天ぷらなどの揚げ物を口にするようになったのは江戸時代のこと**で、18世紀の後半とされています。まだ200年くらいしかたっていません。200年程度では体は変わりませんから、日本人が脂肪をうまく処理できないのもしかたないといえそうです。

しかし、この説明だけでは不十分ですね。アフリカ系の人たちは白人以上に内臓脂肪が付きにくいのです。でも、アフリカ人が脂肪の豊富な食生活を送ってきたという事実はありません。

ここからは推測ですが、この背景には、**内臓を固定するという内臓脂肪本来の仕事が関係している**ように思います。

内臓は腸間膜でつり下げられていて、これをじん帯と筋肉が支え、さらに、すきまを内臓脂肪が埋めています。おなかの筋肉というと、鍛えることで割れて見える腹直筋《ふくちょくきん》を思い浮かべますが、実際には腹直筋の下に何層も筋肉があり、この全体を指して腹筋と呼んでいます。

さて、**筋肉に赤と白の二種類がある**と聞いたことはありませんか？　赤い筋肉はゆっくり長い時間にわたって働くことができ、白い筋肉は瞬間的に大きな力を発揮します。

この赤い筋肉と白い筋肉がよくわかるのが魚です。マグロに代表される赤身の魚は筋肉の大部分が赤い筋肉で、広大な太平洋を回遊しながら成長を続けます。それに対してヒラメなど白身の魚は白い筋肉を持っています。普段は海底で獲物をじっと待ち構え、チャンスと見るや、すばやく追いかけてつかまえます。

人の筋肉は赤と白の成分がいろいろな割合で混ざっているため、この筋肉は赤、これは

図7　腹横筋と腹斜筋の位置

内臓を支えるのに役立つとされる筋肉は腹横筋と腹斜筋です。これらの筋肉は腹直筋の両側から、ちょうどコルセットのように内臓を支えます。体の向かって右半分は腹直筋と腹斜筋を取り除いてあります。

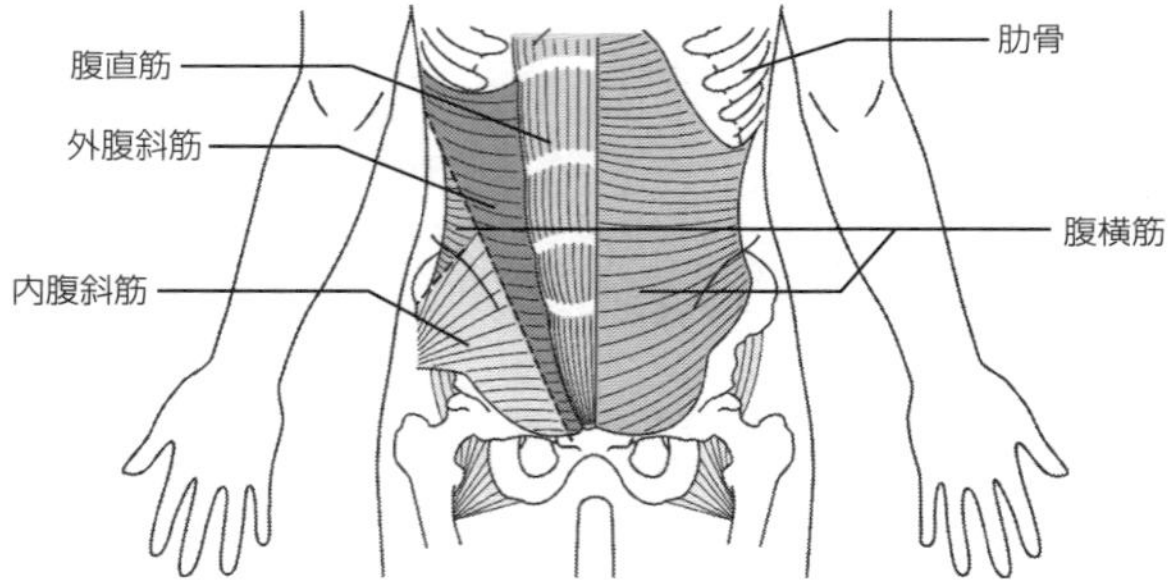

白、とはっきり区別することはできません。赤白どちらの成分が多いかは個人差もあるものの、それ以上に大きいのが**人種による違い**です。

　これは遺伝子で決まっていて、人種ごとに平均すると、アフリカ系の人は筋肉全体の約70パーセントが白い成分であるのに対し、白人は50～60パーセントが白、これに対して日本人は逆に70パーセントが赤い成分といわれています。**日本人は白い成分が少ない**のです。

腹筋は体の表面に近い筋肉ほど白い成分が多く、体の奥に行くにつれて赤い成分が多くなります。

　内臓を支えるのに役立つとされる筋肉はおなかの両側にある腹横筋《ふくおうきん》と腹斜筋《ふくしゃきん》で、腹斜筋はさらに外腹斜筋と内腹斜筋に分かれます。図7に腹横筋と腹斜筋の場所を示しました。体の向かって右半分は腹直筋と腹斜筋を取り除いて、その下にある腹横筋を見やすくしてあります。

中央に描かれている腹直筋の両側から、ちょうどコルセットのように内臓をかかえるかっこうになっているのがわかります。

これらの筋肉は比較的浅いところに位置していて、白い成分がかなりの割合を占めています。もともと白い成分が多いアフリカ系の人は、この腹横筋と腹斜筋が強いのですが、赤い成分が中心の日本人はこれらの筋肉が弱く、内臓を十分に支えることができません。そのため、代わりに**内臓脂肪を増やして内臓を固定するようになったのではないか**と考えられます。

第2章

内臓脂肪は万病のもと!

良い肥満と悪い肥満

第1章では、おなかの脂肪は見ばえがしないだけでなく、なにやら怖い病気を招くらしいこと、そして、脂肪の蓄積を外から判断するのは簡単ではないことを見てきました。男性にたまりやすいといっても、一見スリムな人や女性にも付きます。とくに日本人は他の人種とくらべて内臓脂肪が付きやすく、このことが日本人の体質の大きな弱点になっています。

とはいえ、病気でもない限り、脂肪がいきなり増えるようなことはありません。通常は**数グラムずつ、目立たないように、でも着実に付いてきます。**

靴ひもを結ぶときにおなかまわりが苦しくなり、階段を上がると息が切れたり、シャツが妙にきつく感じられたりするようになります。ちょっと太ったかな、と思いながらもぐずぐずしているうちに、突然、「ねえ、太った?」と真正面から指摘され、言葉も出ない。こんな最悪の事態が起こります。

最近でこそ、肥満は不健康というイメージがありますが、昔は、固太り《かたぶと》りといえば健康の代名詞でした。

固太りは、がっちり太って体が締まり、固い肉がしっかり付いた状態を指します。血色がよく元気いっぱいに走り回る子どもや、格闘技の選手などに見られる体型です。固太りの人は体重は多いけれども、ぶよぶよとだらしなく太って動きが鈍く、休んでばかりいるような不健康な太りかたとは違うと考えられていました。

医学の世界でも、この考えかたが受け継がれています。肥満は単に体重が多いということで、不健康や病気とは関係ありません。

肥満の判定基準がＢＭＩ25以上になっているのは、日本人は**ＢＭＩ25を超えるあたりから脂質異常症、高血圧、高血糖の発症率が2倍になる**というデータがあるからです。でも、逆にいうと、脂質も血圧も血糖も基準値以下で、他に目立った問題がなければ、体重が多くてもよいのです。

これに対して不健康な肥満と考えられるのが、ＢＭＩ25以上に加えて、以下のいずれかに当てはまる人です。医学用語で**肥満症**といいます。

・腹囲が男性で85センチ以上、女性で90センチ以上の内臓脂肪型肥満の人
・肥満を原因とする健康障害があるか、今後の出現が予想される人

これは、日本肥満学会による「肥満症の診断基準２０１１」にもとづくもので、ここでいう健康障害には、先にあげた脂質、血圧、血糖をはじめとする検査結果の異常の他に、脳梗塞、心臓病、脂肪肝、そして肥満を原因とする腰痛や睡眠時無呼吸症候群などが入ります。

肥満症という名前からわかるように、れっきとした病気で、**減量を含めた医学的な治療が必要**です。

この肥満症の診断基準が画期的なのは、腹囲が基準値より小さくても、ＢＭＩが25以上で、肥満が原因と考えられる健康障害があれば、肥満症と診断して治療を開始することになっている点です。脂肪の蓄積により健康をそこなうおそれがある人をもらさず見つけ出すために、さまざまな試みが続けられています。

体内には脂肪細胞が300億個ある！

大人の全身には脂肪細胞がいくつあると思いますか？　**皮下脂肪と内臓脂肪を合わせると、全部で約３００億個**あります。３００億ですよ！

しかも、ただ多いだけではないのです。第1章で見たように、脂肪は単なるエネルギーの貯蔵庫ではなく、さまざまな物質を活発に分泌して体の機能を調節しています。さまざまといっても5、6種類ではありません。現時点で100種類以上確認されているのです。

これらの物質のなかには良い働きをするものもあれば、悪い働きをするものもあり、とくに問題なのが、血圧や血糖値を上げ、動脈硬化を招いて生活習慣病を起こす物質です。これらの困った物質を、まとめて**悪玉物質**と呼ぶことにしましょう。

この反対に、脂肪細胞は、生活習慣病の進行をおさえてくれる良い物質も作っています。この**善玉物質**には、インスリンの効き目を高め、血圧を下げ、蓄積した脂肪を燃やしてくれるアディポネクチンと、食欲をおさえて肥満を防ぐレプチンがあります。

レプチンという名前は、「やせている」という意味のギリシャ語がもとになっており、脂肪の蓄積が進むと分泌が増えます。つまり、太りそうになると、脂肪細胞が自分でこんな物質を作って食欲をおさえ、太り過ぎないようにしているのです。人の体はうまくできているものですね。

悪玉物質も善玉物質も、このあと出てくるたびに説明しますので、ここで名前をおぼえる必要はありません。

内臓脂肪はもともと悪玉物質を多く分泌しています。そのため男性は女性とくらべて悪玉が多く、善玉が少ない傾向がありますが、それでも正常な状態では善玉と悪玉のバランスがだいたい取れています。

内臓脂肪が全身に影響をおよぼす理由

では、食べ過ぎや運動不足によって、体に脂肪が付き始めると何が起きるでしょうか。ミクロの目で見てみましょう。

皮下脂肪と内臓脂肪は、血液中の中性脂肪を次々に取り込む点は同じでも、たっぷり吸収して、もう、これ以上は無理だ！　となってからの反応が違います。

皮下脂肪は細胞分裂して数が増えます。そのため、**皮下脂肪型肥満の人は、もともと300億個だった脂肪細胞が400〜600億個にもなる**といわれています。

一度増えた**脂肪細胞の数が減ることは基本的にありません**。

約900人を対象に行われた厳密な実験から、太っているか、やせているかにかかわらず、全身の脂肪細胞の数は20歳ごろまで増え続け、これを過ぎると、ほぼ一定になることがわかりました。インターネット上の記事などで脂肪細胞の数は幼児期に決まると説明してあるのを見かけますが、そんなに早い時期には決まりません。

また、いったん脂肪細胞の数が増えてしまうと、いくらダイエットしてもリバウンドしやすいという説にも医学的な根拠はなく、たとえ数が減らなくても、たくわえられている中性脂肪の量を減らせば脂肪全体の体積は小さくなります。**リバウンドを繰り返す人は、太りやすい生活習慣を続けてきたために、生活習慣の修正が難しい**からと考えられます。

さて、内臓脂肪は皮下脂肪と異なり、中性脂肪を大量に取り込むと1個1個の細胞が大きくなって、体積が最大で2倍を超えます。そのため20歳を過ぎて中年期にさしかかっても蓄積が進むのです。

困ったことに、**内臓脂肪の細胞は大きくなると悪玉物質を分泌する力が高まります**。それと同時に善玉物質をあまり作らなくなるため、脂質、血圧、血糖の数値は悪化するばかり。こうなると手が付けられません。

内臓脂肪が危険なのは、付く場所の問題もあります。内臓をつり下げている腸間膜は薄い膜を2枚重ねた構造になっていて、2枚のあいだを血管が走り、内臓に酸素や栄養を届けたり、内臓で吸収した栄養を肝臓に運んだりしています。図8にイラストで示しました。

腸間膜を持ち上げて光にすかすと、膜の中を走る血管がよく見えます。内臓脂肪が最初

図8　内臓脂肪は腸間膜のここに付く

腸間膜は薄い膜を2枚重ねた構造になっていて、2枚のあいだを血管、神経、リンパ管が走っています。内臓脂肪が最初に付くのも2枚の膜のあいだです。

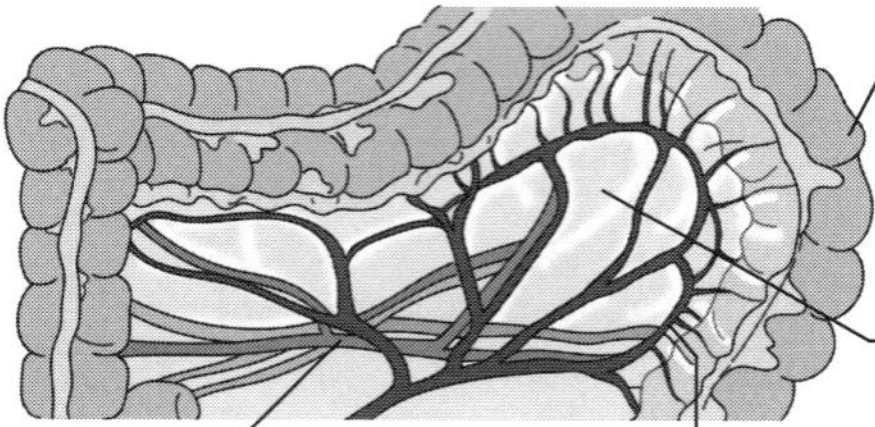

に付くのは2枚の膜のあいだ、ちょうど血管の通り道になっているところです。そのため、内臓脂肪が分泌する物質はすぐ血液に取り込まれて近くの臓器に直接流れ込み、そのあと血液の流れに乗って全身をめぐります。

腸間膜を流れる血液が最初に注ぎ込むのが肝臓です。食事から時間がたって体のエネルギーが少なくなると、脂肪細胞に含まれる中性脂肪が分解されて、脂肪酸という物質になって血液の中に出て行きます。脂肪酸はいったん肝臓に運ばれて、そこから全身の細胞に移動して消費されます。

ところが内臓脂肪がたくさん付いていると中性脂肪が必要以上に分解され、**大量の脂肪酸が作られます**。脂肪酸はそのまま肝臓に入り、た

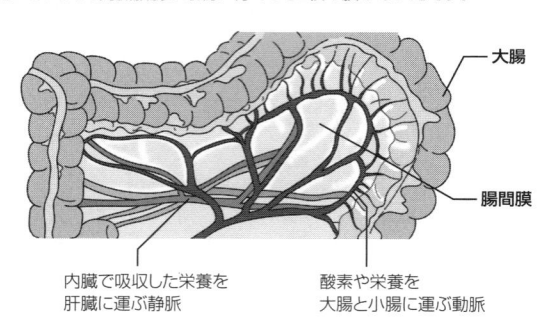

まってしまって**脂肪肝の原因**になります。

メタボリックシンドロームの正体

この先にあるのがメタボリックシンドロームです。こんなカタカナの名前だと今ひとつピンと来ないかもしれませんが、別名〝**内臓脂肪症候群**〟といったらどうでしょう。こちらのほうが、おなかにずしっと、いやな感じが伝わるような気がします。

メタボリックシンドロームの診断基準は第1章で説明しました。「内臓脂肪の蓄積に加えて、脂質異常症、高血圧、高血糖のうち二つ以上あてはまる状態」でしたね。しかも、健康診断の結果が経過観察であれば、すでに基準を満たしているのです。

メタボリックシンドロームの何が怖いかというと、**自覚症状がない**ことです。おなかが痛いとか、頭がふらふらするとなれば、誰だって病院に駆け込むでしょう。それが痛くもかゆくもないとなると、がぜん、反応が鈍くなります。

しかし、病気は待ってくれません。メタボリックシンドロームの基準を満たす項目が増えるにつれて心臓病や脳卒中の危険が高まります。さて、どのくらい発症率が上がると思いますか？

図9　メタボリックシンドロームは心臓病を招く

肥満、脂質、血圧、血糖のうち、基準を超える項目の数が増えるにつれて心筋梗塞の発症率が上がります。健康診断の結果が「経過観察」なら基準を超えます。

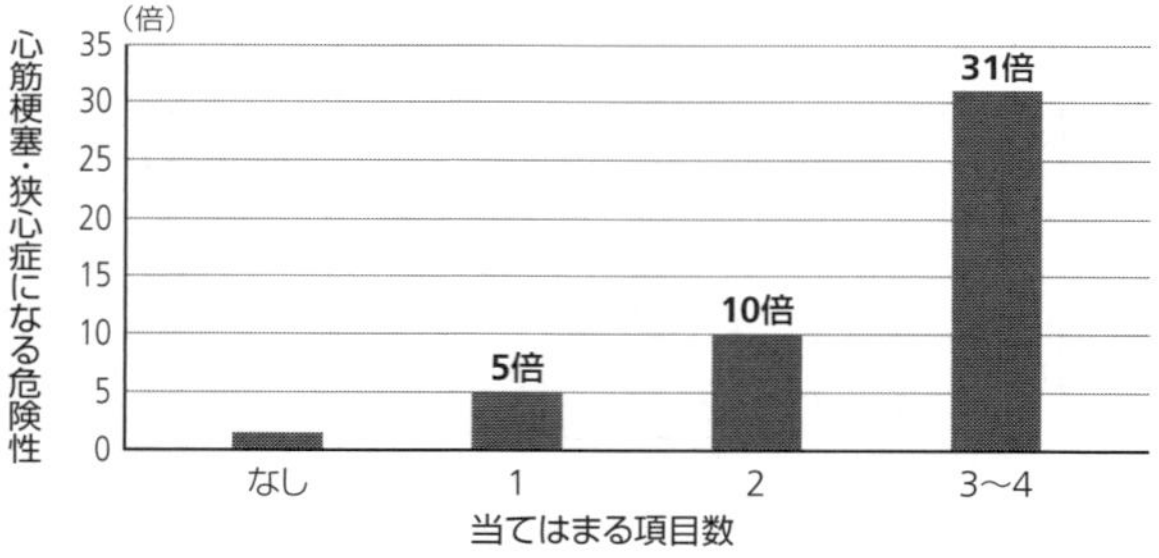

（厚生労働省作業関連疾患総合対策研究班：*Jpn Circ J*,2001;65:11-17 より）

図9のグラフは、日本人12万人を対象に、メタボリックシンドロームで心臓病の発症率がどのくらい上がるか調べたものです。肥満、脂質、血圧、血糖がすべて基準値以下の人が心筋梗塞を発症する確率を1として、これらの項目がいくつか引っかかる人の発症率が何倍になるか見ています。

すると、おそろしいことに、四つの項目のうち三つ以上引っかかる人は、**心筋梗塞の危険が31倍も高くなる**のです。31倍です。とんでもない数字ですね。

それにしても、内臓脂肪がおなかで増えると、どうして心臓病になるのでしょうか。

答えはズバリ、動脈硬化です。そして**動脈硬化こそがメタボリックシンドロームの正体**

なのです。

動脈硬化の原因は悪玉コレステロール値が上がることだと思っている人が多いのですが、悪玉コレステロールが増えるだけでは動脈硬化はそれほど進みません。おもに内臓脂肪が分泌する悪玉物質が、悪玉コレステロールを血管の壁にしみ込みやすくして動脈硬化を進行させているのです。また、内臓脂肪が中性脂肪を取り込んで大きくなると善玉物質の分泌が減り、これによっても動脈硬化が進みます。

動脈硬化になると血管の壁が厚くなり、そこに血の固まりがくっつくことで血液の通り道がせまくなります。こうして、ついに血管が詰まると、その先の組織に酸素や栄養を送ることができなくなって、組織が死んでしまいます。これが**心臓の動脈で起きたのが心筋梗塞、脳を流れる動脈で起きたのが脳梗塞**です。

内臓脂肪の蓄積をきっかけに、体にとって望ましくない反応がドミノ倒しのように広がることで、心筋梗塞が31倍起こりやすくなるのです。

内臓脂肪が血圧を上げる

血圧が高いわけでもないのに、お漬け物やお味噌汁にまったく手を付けない人がいます。

塩分を摂取すると血圧が上がると信じているのでしょうが、ちょっと気の毒な気がします。

確かに、昔の日本人は塩分の摂取量が非常に多く、血圧が高い人が目立ちました。その結果、高血圧により脳の血管が破れる脳出血で亡くなる人が非常に多かったのです。

これは日本の気候と関係があります。日本は蒸し暑くて食品が腐敗しやすいのに、昔は冷蔵庫がなく、流通も発達していませんでした。それゆえ、食べものを保存するために塩漬けが広く行われていました。

その後、国をあげての減塩キャンペーンが行われ、冷蔵庫の普及や調味料の多様化と相まって、日本人の塩分摂取量は、現在では1950年代の半分近くまで減っています。**高血圧の発症率も世界の平均以下**になりました。塩分の摂り過ぎは胃がんなどの原因になるため、減塩しなくてよいわけではありませんが、以前ほどピリピリする必要はないと思います。

ところが、そのかげで違うタイプの高血圧が増えています。**肥満による高血圧**です。腹囲が基準を超えている人と、そうでない人を8年間にわたって調査したところ、**肥満の人は高血圧に2・3倍なりやすい**ことがわかりました。脂肪が付くことで血圧が上がる原因はいくつかあり、その一つにインスリンがかかわっています。

糖尿病でもないのにインスリンが出てくるなんて、ちょっと不思議ですね。じつは、内臓脂肪の蓄積によって発生するさまざまな病気の背景には、たいていインスリンの増加があるのです。ここが第2章の肝なので、少し詳しく説明しましょう。図10の流れ図を見てください。

インスリンの暴走が病気を引き起こす

脂肪細胞が分泌する物質には、インスリンの効き目を悪くする悪玉物質と、インスリンの働きをよくする善玉物質の両方がありました。内臓脂肪が増えると悪玉物質の分泌が高まり、善玉物質の代表であるアディポネクチンの分泌が低下します。つまり、**内臓脂肪が増加するとインスリンの効き目が悪くなる**のです（図10のａ）。

さて、食事をすると、食べものに含まれる炭水化物が分解されてブドウ糖になり、腸で吸収されて血液に入ります。インスリンの仕事は、全身の細胞が血液中のブドウ糖を取り込んでエネルギー源にするのを助けることです。そのため、インスリンがきちんと働くとブドウ糖が血液から細胞の内部に移動して、血液のブドウ糖の濃度、すなわち血糖値が下がります。

では、インスリンの効き目が悪くなるとどうなるでしょうか？　血糖値が下がらないだけでなく、細胞がエネルギーを作ることができず、活動できなくなってしまいます（図10のb）。

さあ、困りました。インスリンの代わりがつとまる物質は存在しません。何とかせねばと脳が思いついた作戦がこちらです。インスリンの効き目が悪いなら、**インスリンをたくさん分泌して量で勝負**すればいいんじゃないか？……こうして脳は膵臓に指示を出し、インスリンをどんどん作らせます（図10のc）。

これで解決と思いきや、とんだ落とし穴が待っていました。**高い濃度のインスリンには困った性質があり、なんと血圧を上げる**のです。

インスリンは、体が余分な塩分を排出するのをさまたげるとともに、交感神経を刺激して血管を収縮させるため血圧が高くなります。そのうえ中性脂肪の合成を促し、動脈の壁を厚くすることで動脈硬化を進行させ、長期的にも血圧を押し上げます。

この内臓脂肪とインスリンの関係は重要で、このあと何度も出てきます。そのたびに説明しますので、ここでは、こういうことがあるとだけおぼえておいてください。

では、減量して内臓脂肪を落とすと血圧が下がるのでしょうか。

図10　内臓脂肪がたまるとインスリンが増える

内臓脂肪がたまるとインスリンの効き目が悪くなります。これを補うために、脳が膵臓に命じてインスリンを大量に作らせます。このインスリンの増加が多くの病気を招きます。

悪玉物質が増えて

ブドウ糖を細胞に取り込めず、

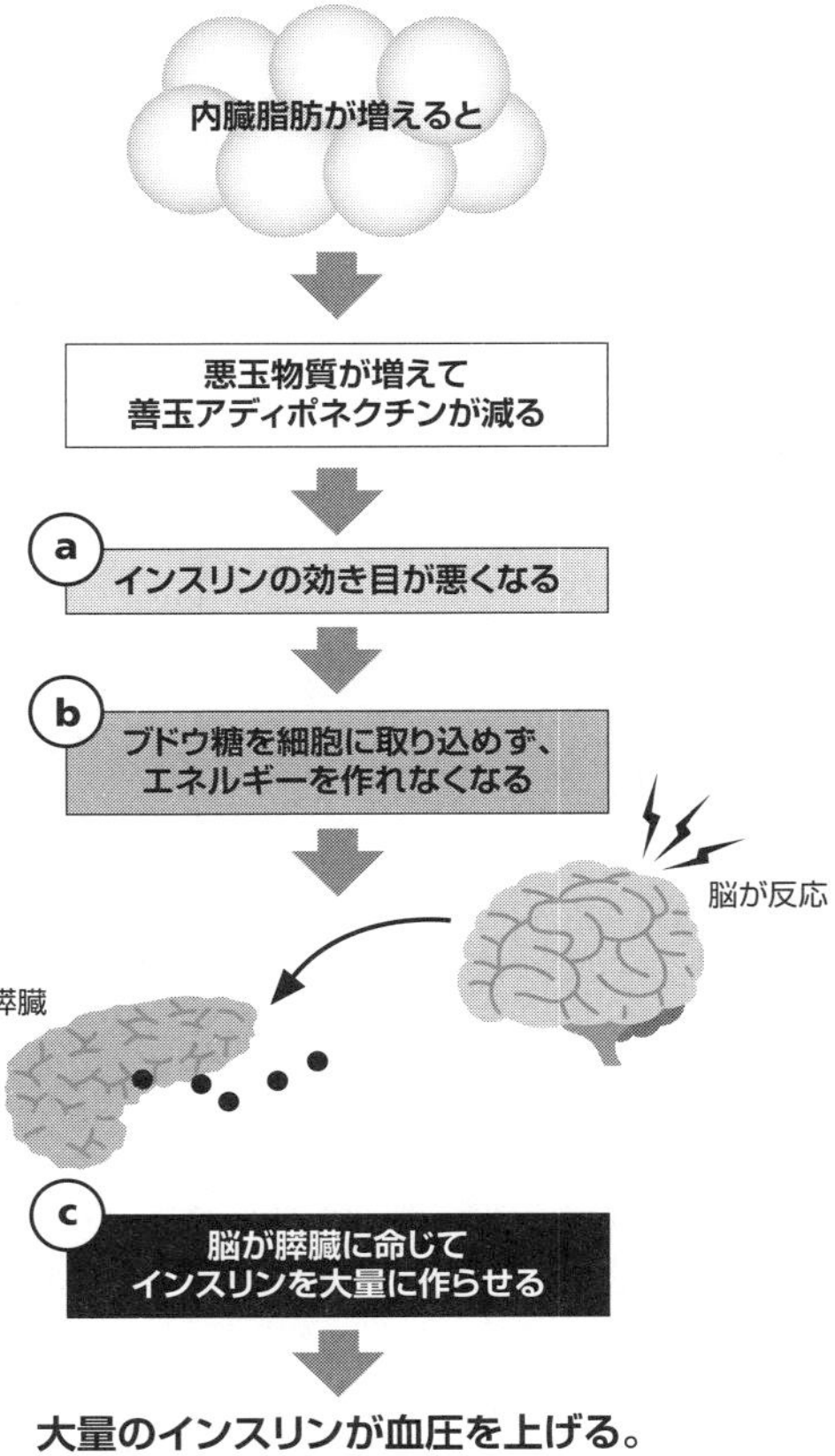
膵臓
他の病気の原因にもなる。

減塩、減量など、生活習慣を一つだけ変えてもらって、血圧がどのくらい下がるかを比較した研究があります。減塩グループは塩分摂取量を現在の半分近くまで減らし、減量グループは平均4・0キログラム体重を落としました。すると、どちらのグループも同じくらい血圧が下がったのです。

実際に、血圧の治療を受けながらしっかり減量したことで、血圧を下げる薬を飲まなくてよくなる人がときどきいます。塩分の摂取量を今の半分にすることの大変さにくらべたら、体重を4キログラム減らすくらい、何とかなりそうな気がしませんか？

内臓脂肪で糖尿病になる

高血圧、糖尿病、脂質異常症などの生活習慣病は、すべて**内臓脂肪の蓄積からスタートして、動脈硬化という共通のゴールに向かって進みます**。一見、血圧とは無関係なインスリンが多いと血圧が上がるのも、高血圧と糖尿病が根っこのところでつながっているからです。とんでもないですね。だから生活習慣病は怖いのです。

さて、脂肪細胞が分泌する善玉物質の一つ、アディポネクチンは、インスリンを助けて、血液中のブドウ糖が細胞にスムーズに取り込まれるようにしています。つまり、アディポ

図11　日本人は糖尿病になりやすい

日本人は内臓脂肪が付きやすいため、糖尿病の発症率が米国白人の約1.5倍高いとされています。そんな日本人が米国式の食生活を送ると糖尿病の発症率が跳ね上がります。

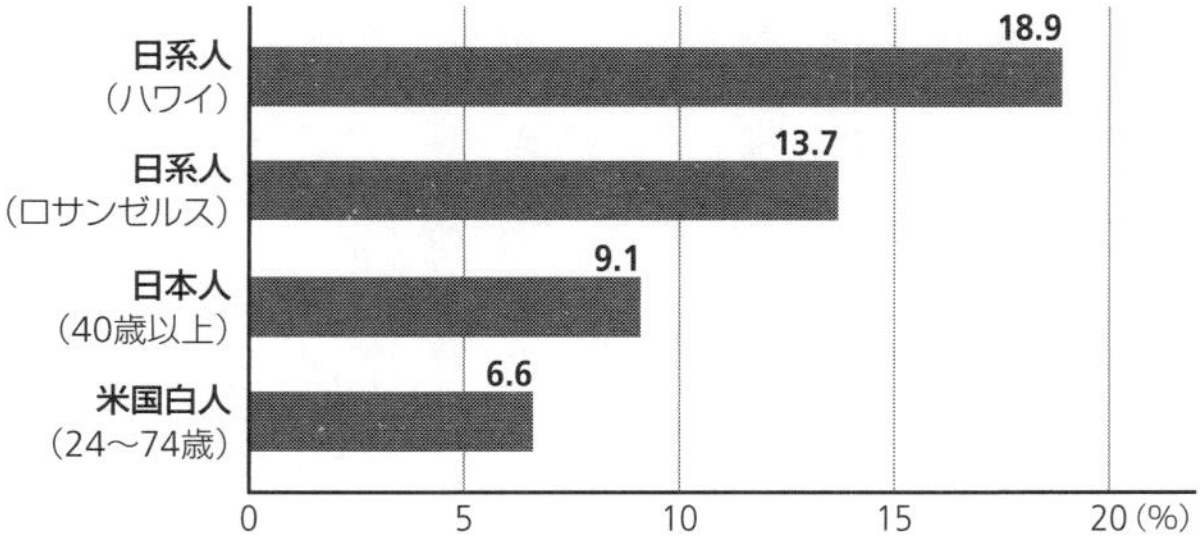

（厚生労働省「糖尿病調査研究」より）

ネクチンがたくさんあると、インスリンがしっかり働くことができて、糖尿病を予防できるわけです。

脂肪細胞がどれだけアディポネクチンを分泌できるかは、内臓脂肪がたまっているかどうかとは別に、持って生まれた遺伝子の影響を受けます。

残念ながら、日本人の約40パーセントが、**アディポネクチンをたくさん分泌できないタイプの遺伝子**を持っており、そうでない人とくらべてアディポネクチンをせいぜい3分の2しか分泌できません。

そして、日本人を含むアジア人には、もう一つ弱点があります。**インスリンの分泌量が欧米白人の半分から4分の1しかない**のです。

インスリンそのものが少ないうえに、インスリンを助けるアディポネクチンの量も少ない。しかも男性は、白人男性とくらべておなかに内臓脂肪が付きやすく、アディポネクチンがさらに減ってしまいます。

これだけ不利な条件が重なっているため、日本人は欧米白人よりずっと糖尿病になりやすいことがわかっています。図11は、日本で暮らす日本人と、米国に移住した日系人、そして米国白人の糖尿病発症率をくらべたデータです。日系人は日本で暮らす日本人と遺伝子は同じですが、現地の暮らしに溶け込んで米国式の食事をしています。

すると、とんでもない事態が起きるのです。日系人は糖尿病の発症率が日本で暮らす日本人より高くなり、米国白人の2～3倍になります。日本人が**米国式の食生活を送ると、糖尿病の発症率が跳ね上がる**ということです。

米国糖尿病学会は、ＢＭＩ25以上の人は糖尿病の検査を受けたほうがよいとすすめてきました。しかし、日系人を含むアジア系米国人は他の人種より内臓脂肪がたまりやすく、糖尿病の発症率が高いことをふまえ、アジア系の米国人だけはＢＭＩ23以上で検査を受けるのが望ましいと発表しています。

白人は相当太らないと糖尿病を発症しないのに、アジア人は、**おなかが少し出ている程**

度でも油断できないということです。日本で行われた調査から、腹囲が基準値を超える人は、そうでない人より2・6倍糖尿病になりやすいというデータが得られています。

遺伝で決まっているものはしかたありませんが、それでも内臓脂肪の量は変えられます。日本人が**糖尿病を予防し、進行をおさえるうえでもっとも重要なのは内臓脂肪を減らすことです。**

減量の効果は抜群で、体重を2〜3キログラム落とすだけで善玉アディポネクチンが増えますし、体重を平均1・8キログラム減らしたグループは、体重が変わらなかったグループとくらべて糖尿病の発症率が70パーセント近く低かったという報告もあります。

日本人は遺伝的に糖尿病になりやすいものの、少し努力すればハンデを跳ね返すことができるのです。

脂肪で腸が自由に動けず、便秘を招く

内臓脂肪は他にも意外な病気の原因となっています。よくあるのが**便秘や頻尿、逆流性食道炎、腰痛**などで、いずれも内臓脂肪が「おなかに付く」ことによるものです。順に見ていきましょう。

図12　内臓脂肪は便秘のもと

下腹部に内臓脂肪がたまると周囲の臓器を圧迫し、女性では便秘が、男性では前立腺肥大に似た症状が起きることがあります。図の向かって左がおなか、右が背中です。

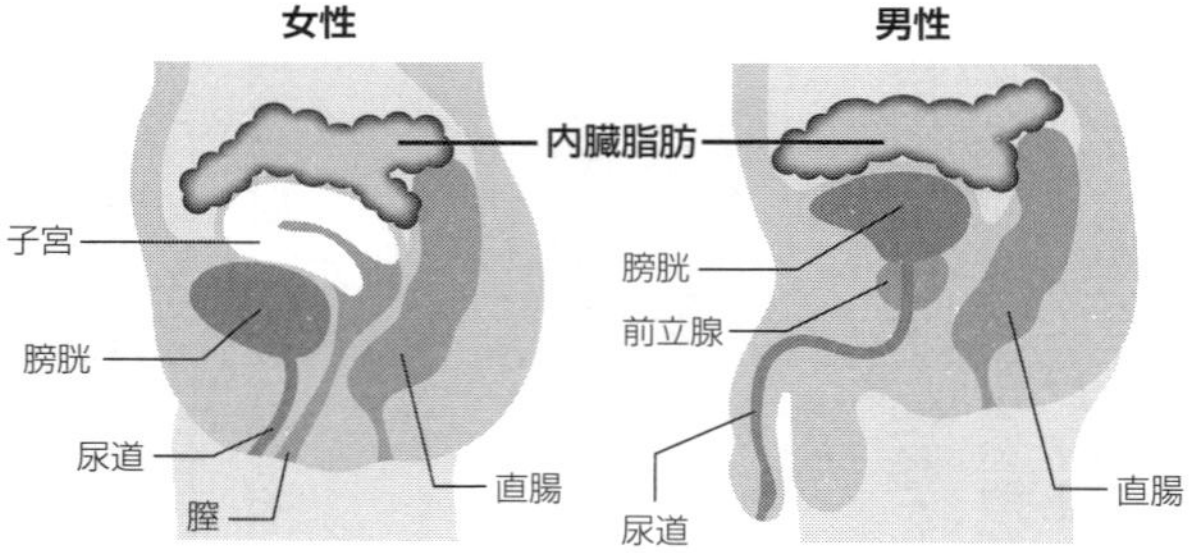

口から入った食べものは、胃から小腸、大腸と進むうちに消化液の作用を受けて分解され、栄養を吸収されたのち、残りが体から出ていきます。このとき健康な人であれば、腸まで行ったものが胃に戻ってくることはありませんし、消化管のあちこちによどんで吹きだまりのようになることもありません。整然と、迷うことなく出口に向かって一方通行で進んでいきます。

こんなことができるのは、消化管には逆流を防ぐためのしくみがいくつもあるからです。そのなかで重要なのが蠕動《ぜんどう》運動です。

蠕動の蠕は「うごめく」とも読み、ミミズや青虫が筋肉を波のように動かしながら前進する様子をあらわす文字です。人の消化管の壁にも筋肉があって、ミミズの体と同じように動き、中にある食べものを決まった方向に運んでいます。

ところが、内臓脂肪が付き過ぎて、臓器と臓器のすきまを固く埋めてしまうと、腸が自由に動くことができません。食べものを消化しながら**出口に向かって送り出す機能がさまたげられる**ため、便秘になったり、無理に食べものを押し込むことでおなかをこわしたりしがちです。

また、第1章でふれたように、女性は下腹部にある子宮や卵巣の周囲に内臓脂肪が付きやすく、これによる便秘が多く見られます。

図12の左は女性の体をおへそを通る線で縦に切って横から見たもので、向かって左がおなか、右が背中です。大腸の中をずっと送られてきた食べものが、いよいよ出口に向かって進もうとして直腸に入る様子を想像してください。下腹部に内臓脂肪が蓄積すると子宮と直腸を上から圧迫し、直腸の動きが悪くなるのがわかりますか？

男性がトイレに起きる原因は……

そして、図12の右は男性の体です。女性は子宮の下に膀胱がありますが、男性は子宮がないので膀胱がもう少し上にあります。40歳を過ぎた男性からよく聞く悩みがこちら。

「最近、夜中にトイレに起きるんです。前はそんなことなかったのに。前立腺肥大ってやつですか？」

もちろん、その可能性はあります。前立腺は、男性の膀胱の下にくっつくように存在する、クルミくらいの大きさの臓器で、尿が流れる管が前立腺をつらぬくように通っています。そのため前立腺が腫《は》れると尿の通り道が押しつぶされて、尿の出が悪くなる、出してもすっきりしない、頻繁にトイレに行きたくなるなどの症状があらわれます。

しかし、この前立腺肥大、有名な割に発症率はそれほど高くありません。前立腺肥大ではっきりした症状が出るのは50～65歳の男性の約15パーセント、65～80歳の約25パーセントとされています。そのため、トイレに何度も起きることを気にして病院を受診しても、前立腺肥大というほどではありませんよ、と言われて帰されてしまう人が多いのです。

こういう人は内臓脂肪がたまっていないか考えてください。内臓脂肪がぎっしり付いて膀胱を上から圧迫すると、尿をしっかりためられなくなって夜中にトイレに行くはめになります。また、膀胱が押されて尿の通り道がつぶれれば尿の出が悪くなり、**前立腺肥大とよく似た症状**があらわれます。もちろん**内臓脂肪は男性の便秘の原因**にもなります。

胃が脂肪に押されて逆流性食道炎になることも

いったん胃に入った食べものが、胃酸と一緒に食道に戻りかけるのが逆流性食道炎です。食後しばらくして胃酸だけがこみ上げてくることもあります。

食べたものは食道を通って胃に運ばれます。食道の長さは25センチくらいあり、蠕動運動することで、食べたものを一方通行で胃に送り込んでいます。だから、健康であれば、寝転がったままでも物を飲み込めるわけですね。

これに加えて食道と胃の境目には筋肉があり、普段はぎゅっと閉じることで、胃に入ったものが食道に戻らないようにしています。ちょうど巾着袋のような構造になっているのです。

胃はつねに**胃酸を分泌していて、1日の分泌量は2リットルにおよぶ**といわれています。胃酸は強烈な酸性物質で、食べものが胃に入ると分泌量が一気に10〜20倍に跳ね上がりますが、胃の組織は胃酸の攻撃に耐えられるようにできているため心配ありません。

しかし、何らかの原因で**胃酸が食道に逆流すると大変**です。食道は特別な構造になっていないので、胃酸にふれると胸のあたりに焼けるような不快感があらわれ、ゲップが出たり、ひどいときは戻してしまうこともあります。

これが、最近増えている逆流性食道炎です。この原因として、食べ過ぎ、飲み過ぎ、姿勢が悪い、加齢、ストレス、腹圧の上昇などが指摘されています。

腹圧とはおなかにかかる圧力のことです。はい、もうおわかりですね。内臓脂肪がたまると、脂肪が胃を周囲から圧迫します。そうなると、胃がのびのびと蠕動運動を行うことができず、本来なら小腸に送らなければならない食べものと胃酸が行き場を失って食道に上がりやすくなるのです。

胃酸をおさえる薬を飲むのも大切ですが、そもそも胃酸が上がらないようにするには減量が欠かせません。そのうえで、**早食いをやめ、食後すぐに横にならないようにする**など生活習慣を正すことで、薬を飲まなくてよくなる人が大勢います。

突き出たおなかで腰痛に

もう一つが、昨今、国民病といわれる腰痛です。厚生労働省の調査によると、**男性の自覚症状でもっとも多いのが腰痛**で、女性でも2位でした。腰痛の原因は仕事や加齢、生活習慣、ストレスなどさまざまですが、内臓脂肪の蓄積も見逃すことができません。

背骨は小さな骨が縦に積み重なってできています。頭の重さは個人差が大きいものの、

図13　内臓脂肪で腰痛になる

内臓脂肪がたまると、バランスを取るために体が後ろに反り返り、背骨の腰の部分が前に突き出します。この状態が続くと背中の筋肉が緊張して腰痛が起こります。

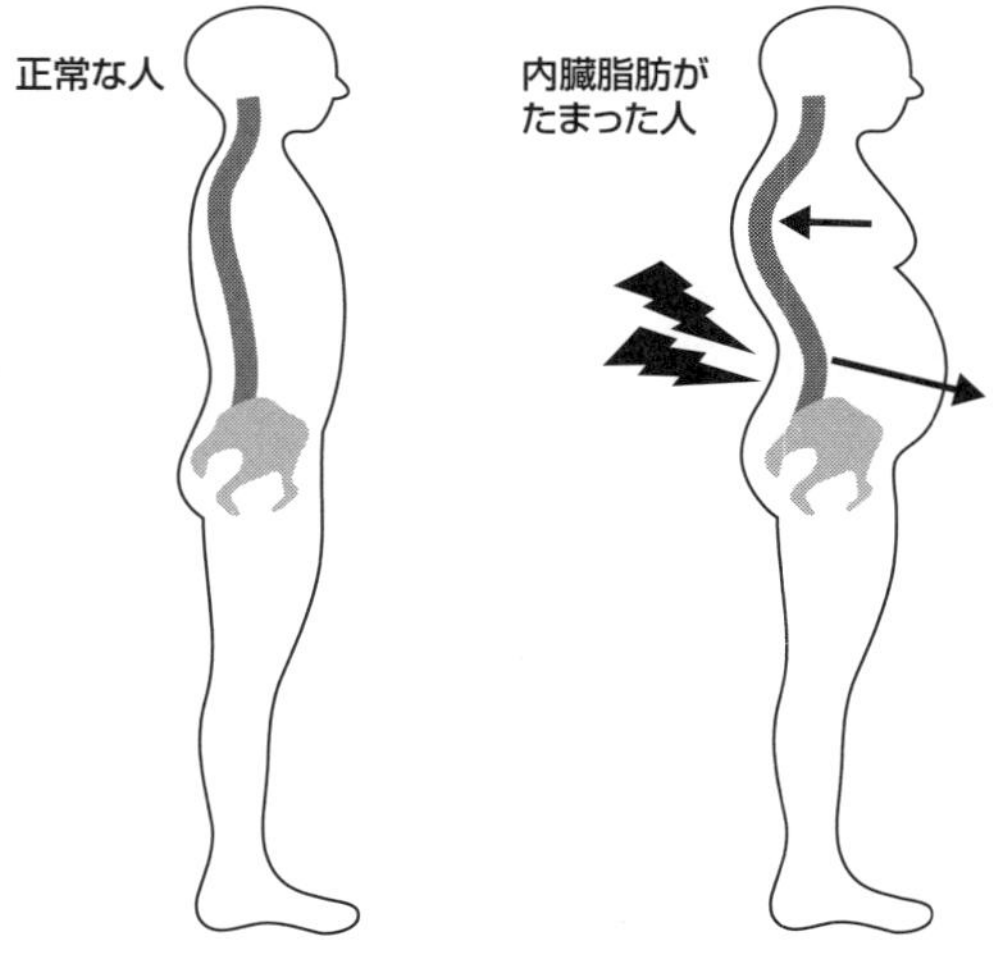

体重の7〜10パーセントといわれ、体重60キログラムの人では約5キログラムあります。これだけの重さが真上から背骨にかかるため、背骨は直線ではなく、ゆるやかなS字カーブを描いて負担を分散できるようになっています。

では、内臓脂肪がたまるとどうなるでしょうか。おなかがせり出してくると、重いおなかのバランスを取るために体が後ろに反《そ》り返り、背骨の腰の部分が前に突き出します。少し猫背になる傾向も見られます。

図13の絵をご覧ください。左が正常な人、右が内臓脂肪がたまった人です。この状態が続くと**背中の筋肉がつねに緊張し、コリや張りを感じる**ようになります。はた目には堂々とした立ち姿に見えなくもありませんが、当の本人は痛くてしかたないのですから、気の毒としかいいようがありません。

妊婦さんの腰痛も同じしくみで発生します。しかし、出産すればもとに戻る妊婦さんと違って、内臓脂肪が自然に出て行くことはありません。それどころか、**腰痛があることで、あまり体を動かさなくなって、さらに肥満が進み、腰痛が悪化する**という悪循環におちいる人が目立ちます。

胆石や骨粗鬆症も引き起こす

ここまで、内臓脂肪の固まりが「おなかに付く」ことによって起きる病気を見てきました。この他に、もう少し複雑な過程をへて発生する病気もあります。

逆流性食道炎と同じく消化管に起きる異常が胆嚢《たんのう》結石、略して胆石です。脂肪の消化を助ける胆汁の通り道にできる石のことで、その大部分が、胆汁を一時的にたくわえる胆嚢という袋の中にできます。

発症率は欧米では約10～20パーセント、日本は5～10パーセントくらいで、女性のほうが男性より2倍できやすいのが特徴です。石が胆嚢でじっとしていてくれれば症状はありませんが、細い管の中にはまり込むと、みぞおちや右のわき腹に激しい痛みが起こります。時代劇でおなじみの「持病の癪《しゃく》」ですね。

胆石も、**メタボリックシンドロームに当てはまる人に多く発生**します。詳しくはまだ不明ながら、動物実験から次のことがわかっています。内臓脂肪の蓄積によって脂肪肝になると、肝臓の細胞が酸素不足になります。これにより、胆汁への水の排出が減ってしまい、胆汁が濃縮されて胆石ができるようです。

脂肪肝と指摘されても、ちょっと飲み過ぎたかな、と軽く受け止めて、怖い病気ではないと考えがちです。しかし、このように胆石を起こしたり、それどころか、**肝臓がんに進行する例がある**ことが明らかになっています。これについてはのちほど取り上げます。

この他に、内臓脂肪が多いグループと皮下脂肪の多いグループをくらべると、年齢が同じでも、**内臓脂肪が多い人は骨が2倍弱く、それだけ骨粗鬆症になりやすい**と報告されています。内臓脂肪が付き過ぎると、おなかだけでは足らなくなって、骨の中にたまり始めるからです。

骨の健康に必要な成長ホルモンの分泌が減る可能性もあり、いくつかの原因が重なって骨粗鬆症を発症すると考えられています。

生理不順や不妊ももたらす

生理不順や不妊の原因はさまざまです。食生活の乱れ、ストレス、睡眠不足、無理なダイエットに加え、じつは脂肪の蓄積によるものが少なくありません。

以前は、**皮下脂肪が増えると生理不順や不妊が起きやすくなる**と考えられていました。皮下脂肪でも女性ホルモンが作られるため、皮下脂肪が増加すると女性ホルモンの産生が高まります。女性ホルモンは多ければ多いほどよいわけではなく、増え過ぎるとホルモンのバランスが乱れて生理不順を招きます。

また、おもに皮下脂肪から分泌される善玉物質レプチンも関係しています。レプチンは肥満を防ぐだけでなく、生殖機能ともかかわっています。皮下脂肪が付いてレプチンの分泌が多くなり過ぎると、これまた生殖機能が逆に障害されてしまいます。

最近になって、内臓脂肪の増加も生理不順や不妊の大きな原因になることがわかってきました。ここにも例のインスリンが登場します。血糖値を下げるインスリンと不妊症が関係するといわれても、ちょっとイメージがわかないかもしれませんね。でも、このからくりも先の説明と同じです。

内臓脂肪が分泌する悪玉物質のせいでインスリンの効き目が悪くなるため、脳が膵臓に指示を出してインスリンの分泌を増やします。ところが、高い濃度のインスリンには、**卵巣の働きを悪化させ、排卵障害と卵の質の低下を招く作用がある**のです。こうなると生理の周期が乱れ、せっかく妊娠しても流産しやすくなります。

これまでの研究から、ＢＭＩが24を超えると、不妊や、妊娠中に異常が起きる確率が高くなるとされています。ＢＭＩが25以上で肥満ですから、妊娠を考えるなら、できるだけ普通体重に近づけておきたいところです。肥満が原因の不妊であれば、**減量することで妊娠できる可能性**があります。

内臓脂肪はがんの温床

高血圧、糖尿病、脂質異常症などの生活習慣病は、すべて内臓脂肪の蓄積が大きな原因になります。

しかし、話はそれにとどまりません。日本肥満学会は「肥満症診療ガイドライン２０１

6」のなかで、脂肪の蓄積に関連する病気として、**大腸がん、食道がんの一部、子宮体がん、膵臓がん、腎臓がん、乳がん、肝臓がん**をあげています。

えっ？　おいおい、ちょっと待て。便秘や腰痛くらいならともかく、脂肪ががんの原因になるなんて、さすがにそれはないだろう！

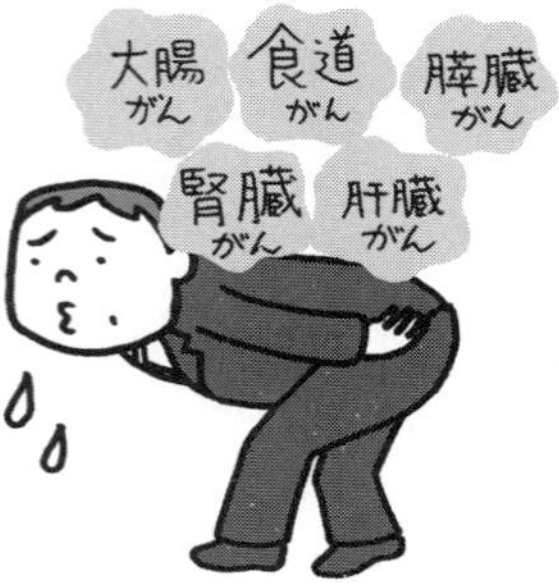

そうですね。でも、こう主張しているのは日本肥満学会だけではないのです。世界がん研究基金（ＷＣＲＦ）と米国がん研究機構（ＡＩＣＲ）も、２００７年に出した報告書で、肥満が食道腺がん、大腸がん、腎臓がん、閉経後女性の乳がん、子宮体がんなど、**多くのがんの危険を高めるのは確実**と述べています。

では、肥満を原因とするがんは、がん全体のどのくらいを占めているのでしょうか？

がんで亡くなった米国人を対象に、がんの発生原因を推定した有名な論文があります。１９８１年に発表されたもので、それ以前に行われた膨大な調査結果を総合的に分析し、がんの原因として、何が、どれくらいの割合を占めていたか調べました。

図14　男性の肥満率は30年間で2倍になった

20歳以上の男女を対象に、BMIが25以上ある肥満の人の割合を調べました。女性が長年にわたってほぼ一定なのに対し、男性は倍増して30％前後の高い数値が続いています。

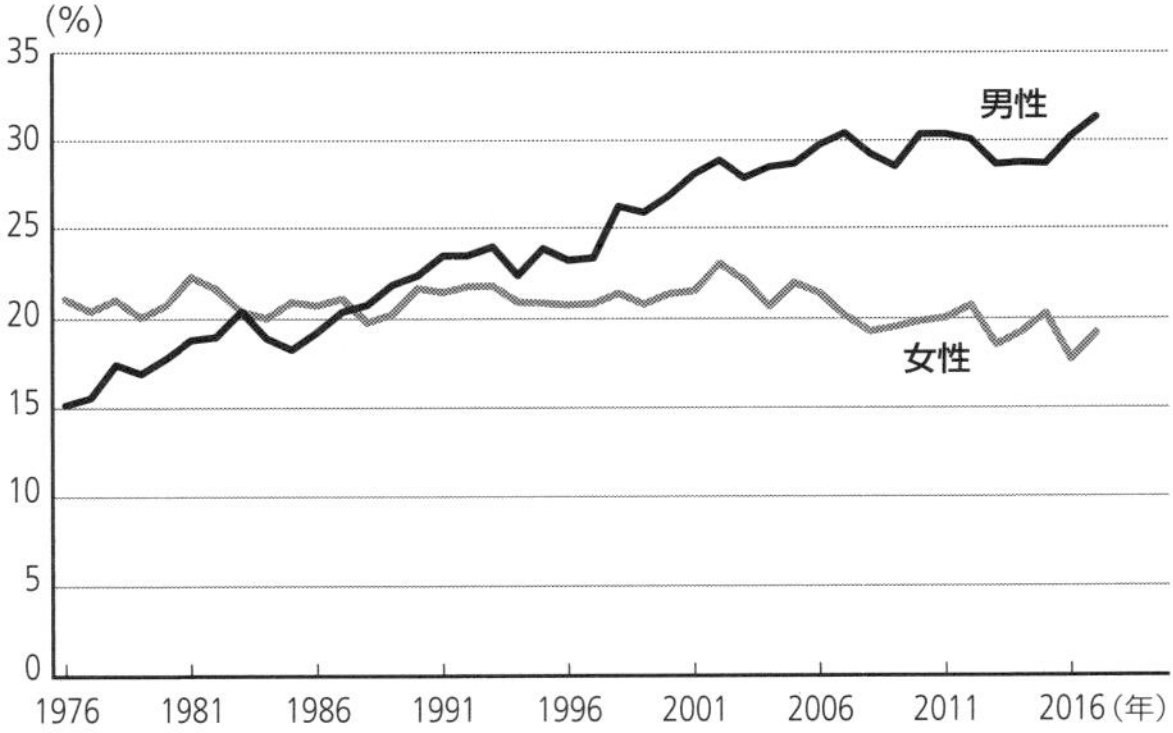

（厚生労働省「平成19年、平成28年国民健康・栄養調査結果の概要」より）

すると、食生活を原因とするがんが35パーセント、喫煙によるものが30パーセント、次いでウイルスや細菌などの感染、飲酒などとなっていました。

　1996年には、米国ハーバード大学のがん予防センターも同様の研究を実施して、死亡につながった**がんの原因は、成人してからの食事と肥満が30パーセント**、喫煙が同じく30パーセントで、運動不足、飲酒と続くと記載しています。

　これは米国のデータなので、そのまま日本人に当てはめることはできません。内臓脂肪のたまりやすさ一つ取っても、米国白人と日本人は違うからですね。それでも、**がん全体の30〜35パーセントが食事と肥満が原因**というのは驚きです。

日本人を対象に、肥満を原因とするがんの割合を調べた研究はまだありませんが、食生活の欧米化に伴って、それまで欧米に多く日本に少なかった大腸がん、乳がん、前立腺がんなどが増えています。

このうち大腸がんは、日本で行われた大規模な研究から、BMIが27以上ある男性は、25未満の人とくらべて1・4倍発症しやすいと報告されています。

BMIが25以上ある肥満の人の割合がどう変化したかを、20歳以上の男女別に調べたデータが図14です。女性が約20パーセントで変わっていないのに対し、男性は1976年から2006年までの30年間に倍増して、その後も30パーセント前後の高い数値が続いています。これでは大腸がんが減るはずがないでしょう。

前回の健診結果が引き出しに入っていたら、**腹囲が基準値からどのくらいオーバーしているか**、改めてながめてください。いやなこと言うなあ、という声が聞こえてきそうです。

でも、これも健康のため。大腸がんは、もともと日本人に少なく、欧米人に多いがんでした。ところが、米国に移住した日系人は大腸がんの発症率が上がり、一世のあいだに米国白人とならぶとされています。それどころか、二世、三世と代を重ねるにつれて発症率がさらに上がって、米国白人を上回ります。

このことは、日本人が欧米式の食生活を送ると、内臓脂肪が付きやすい分、**白人より大腸がんの危険が高まる**ことを示しています。

なぜ内臓脂肪が、がんを招くのか

おなかの脂肪ががんを引き起こすしくみは、いくつかあると考えられていますが、もっとも研究が進んでいるのがインスリンがかかわる経路です。

そうです。**インスリンはがんの発生にも関係している**のです。

内臓脂肪が増えるとインスリンの効き目が悪くなるので、これを補うために脳が膵臓に指示を出して、インスリンの分泌量を増やします。ところが、高い濃度のインスリンは困った性質を持っているのでしたね。

これまでにも血圧を上げたり、卵巣の働きを悪くしたりする作用について見てきましたが、それだけならまだしも、この状態が長く続くと細胞が増殖しやすくなるのです。さらに、**体の細胞が自動的に死ぬ、アポトーシスという現象が起こりにくくなる**ことが明らかになっています。

がん細胞と正常な細胞の違いは何だと思いますか。増える速さでしょうか？　確かに、がん細胞には、猛スピードで増殖して正常な組織を次々に乗っ取るイメージがあります。でも、実際は少し違い、ゆっくり増えるものも知られています。

がん細胞の本当の特徴は、**本来の決まりを無視して増え続けること**です。正常な細胞は決まった場所で決まっただけ増えたら、そこで増殖が止まります。だから、胃の細胞がどんどん増えて、頭の中まで胃袋になるようなことがないのですね。これに対して、がん細胞は**栄養さえ得られれば、どこまででも増えて体を破壊**します。

アポトーシスは、体にとって不都合な細胞が自然に死ぬ現象のことで、人以外の生きものでも広く見られます。オタマジャクシは成長すると尻尾がなくなるでしょう。これは、成長の過程で消えていくように、あらかじめ遺伝子にプログラムされているのです。子どもが学校に上がると乳歯が順に抜けて、歯が生え替わるのも同じです。

プログラムされていなくても、そのときどきの判断で細胞が死ぬようスイッチが入ることもあります。

たとえばウイルスに感染した細胞とか、がん細胞、免疫の異常によって自分の体を攻撃するようになった細胞などを、そのままにすることはできません。体全体が生きていくためには、こういう細胞に死んでもらう必要があります。そのため、いくつかの物質をかいして、こういう細胞を自爆させるしくみが備わっているのです。

ところが、高い濃度のインスリンは細胞を増殖しやすくするだけでなく、アポトーシスを起きにくくしてしまいます。こうなると細胞のがん化を止めることができなくなって、みすみす増殖させてしまい、がんの発症率が上がります。

インスリンの効き目が悪くなるのは、糖尿病でも起こります。この場合も脳がインスリンの分泌量を増やすよう指示を出すので、血液中のインスリン濃度が上がります。そのため糖尿病の患者さんはがんを発症しやすく、糖尿病でない人とくらべて大腸がん、肝臓がん、膵臓がんなどが１・５～４倍多く発生するといわれています。

過去１～２ヵ月間の血糖値の平均を示すＨｂＡ１ｃ《ヘモグロビンエイワンシー》と、がんの発症率の関係を日本人３万人を対象に調査したところ、ＨｂＡ１ｃが「経過観察」になるころから、がんの危険が高まることがわかりました。

大腸がんも、糖尿病も、根本のところに内臓脂肪の蓄積があります。**肥満対策は、がん予防の観点からも重要**なのです。

食べ過ぎによる脂肪肝から肝臓がんになる

日本を含むアジアは肝臓がんの発症率が高く、**世界の肝臓がんの4分の3が東アジア、中央アジアで発生**しています。この地域は肝臓がんを起こす肝炎ウイルスに感染している人が多いからです。しかし、それだけでしょうか。

じつは、内臓脂肪が付いている人は、そうでない人とくらべて肝臓がんに2倍なりやすいことがわかっています。いわれてみると、東アジア、中央アジアの人々は、日本人と同じく内臓脂肪が付きやすい体質を持っています。いやな話になってきましたね。

最近では、**肝臓がんは内臓脂肪を原因とするがんの代表**と考えられています。といっても、いきなり肝臓がんを発症するわけではありません。その前に脂肪肝になります。

肝臓は、大人では重さが1〜1・5キログラムにのぼる**人体最大の臓器**です。その重要な仕事の一つが脂肪の合成と分解で、肝臓には脂肪がひっきりなしに大量に流れ込み、フル稼働で処理が行われています。

しかし、脂肪を摂取し過ぎたり、肝臓の機能が低下したりすると、作業が追いつかなくなって肝臓に脂肪酸がたまり、中性脂肪が作られます。これが脂肪肝で、人の仕事にたとえるなら、**机の上に書類が山積みになった状態**です。

以前は飲み過ぎを原因とする脂肪肝が多かったのですが、最近は飲酒に肥満が重なったものが増え、**まったく飲まない人が脂肪肝になることもあります**。いわば食べ過ぎによる脂肪肝です。

40歳以上でBMIが25を超える肥満の人のうち、男性の2人に1人、女性は4人に1人が、このタイプの脂肪肝になっていると報告されています。

私はスリムだから大丈夫？　いえいえ、安心はできません。日本人は欧米人と違ってBMIが普通体重でも脂肪肝を発症する人が多いのです。隠れメタボならぬ、**隠れ脂肪肝**です。

一昔前は、脂肪肝は飲酒をやめれば治る、死ぬような病気じゃない、と考えられていました。しかし、これは飲み過ぎによる脂肪肝の話です。食べ過ぎによる脂肪肝ははるかに手ごわく、**患者5人に1人の割合で肝臓の障害が進み、肝炎をへて、肝硬変や肝臓がんを発症する**ことがわかっています。

食べ過ぎによる脂肪肝の背景にあるのが内臓脂肪の蓄積です。大腸がんと同じく、高い濃度のインスリンによって細胞が増殖し、アポトーシスが低下します。こうして肝臓の障害が進み、一歩一歩、肝臓がんに近づいていきます。

図15　内臓脂肪は、がんの温床

小腸、大腸から出た静脈は腸間膜の中を通って上向きに流れ、門脈という太い静脈になって肝臓に入ります。腸間膜を通るときに、内臓脂肪から分泌された物質が血液に溶け込みます。

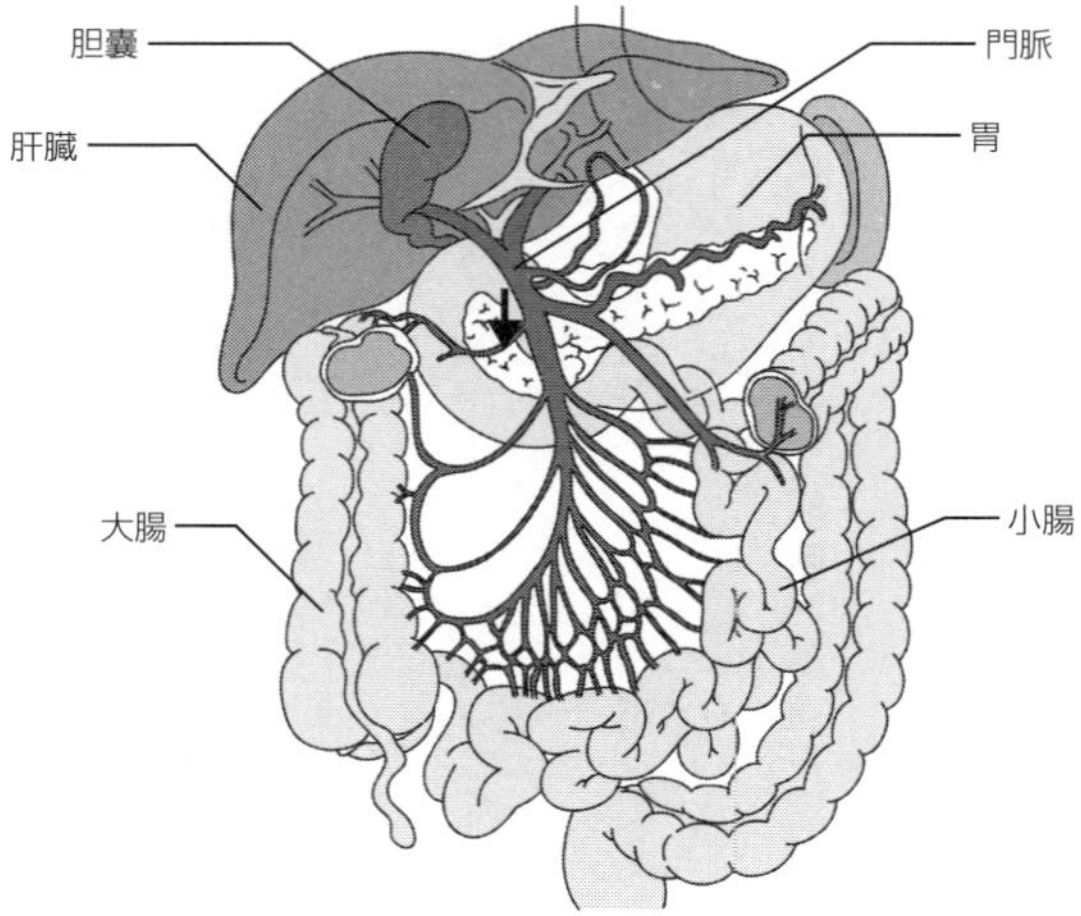

内臓脂肪がたまると大腸がん、肝臓がんなどが発生しやすくなるのは、内臓脂肪が腸間膜に付くからです。図15は、腸間膜の2枚の膜のあいだを走る静脈を描いたものです。

静脈は臓器から心臓に戻る血液の通り道です。この図は腸間膜を取り除いてあり、細かく分かれた根のように広がっているのが腸間膜の中を流れる静脈です。小腸、大腸から出た静脈は腸間膜の中を通って上向きに流れ、合流を繰り返しながら、やがて門脈という太い静脈になって肝臓に流れ込みます。

これらの静脈は消化管で吸収された栄養を肝臓に運んでいますが、腸間膜の中を通るときに内臓脂肪から分泌された物質が血液に溶け込み、一緒に肝臓に入ります。

また、腸間膜の中には静脈と並行して動脈も走っています。動脈は心臓から出て全身に向かう血液の通り道で、静脈とは逆に、腸間膜の中を枝分かれしながら下向きに流れています。この動脈にも内臓脂肪が作った物質が溶け込んで一緒に大腸に運ばれ、大腸がんの原因になります。内臓脂肪は、まさしく、がんの温床なのです。

その脂肪が乳がんを招く！

そして乳がんです。有名人が続けて乳がんを発症したことで大きな注目を集めました。日本では乳がんになる女性が増えており、１９９０年代後半に胃がんを抜いて、**女性が発症するがんの第１位**になっています。

乳がんは脂肪の蓄積と関係が深く、日本人は年齢にかかわらず、**肥満になると乳がんの発症率が上がります**。米国で行われた調査によると、ＢＭＩが1ポイント増えるごとに、乳がんの発症率が４パーセントずつ上昇するそうです。

乳がんの発症には二つのホルモンが大きな影響を与えます。女性ホルモンとインスリンです。

思春期に女性ホルモンの分泌が増えるにつれて乳房が発達することからわかるように、乳房の細胞は女性ホルモンの作用を強く受けます。女性ホルモンは卵巣だけでなく皮下脂肪でも作られるのでしたね。そのため、皮下脂肪が多いと女性ホルモンの量が増えて、乳がんが発生しやすくなります。

もう一つが、内臓脂肪の蓄積に伴うインスリンの増加です。内臓脂肪が増えてインスリンの効き目が悪くなると、脳が膵臓からインスリンをたくさん分泌させます。あとは、大腸がん、肝臓がんと同じで、高い濃度のインスリンによって乳房の細胞が増殖し、アポトーシスが低下します。

これと同時に、内臓脂肪が作る悪玉物質そのものも乳がん細胞を刺激して、成長を促すことが示されています。こうして乳がんが発生しますが、**内臓脂肪が多い人は、乳がんの悪性度が高くなる**という報告があります。

悪性度とは、がんの発育の速さや、周囲の組織への広がりやすさを全体として示す言葉で、悪性度が高いがんは成長が速く、すぐに体内で広がるため、治りにくいのが特徴です。

スリムな人も油断はできません。外から見ただけではわからない隠れメタボは、むしろ女性のほうが多いのでしたね。男性にとっても、女性にとっても、内臓脂肪はがんの大敵なのです。

ここまでわかった！　認知症のかげに内臓脂肪あり

高齢化が進むなか、認知症をわずらう人が急速に増えています。認知症の半分を占めるアルツハイマー型認知症の患者数が２０２０年には５３５万人にのぼるという推計もあり、この人数は将来さらに増えると予想されています。

しかし、有効な治療薬の開発は十分に進んでいません。アルツハイマー型認知症は長らく原因が不明だったからです。

それが、最近の研究で、遺伝に加えて、**高い濃度のインスリンと、脳の血管に起きた動脈硬化が大きな役割を果たす**ことが明らかになってきました。そうです。認知症の背景にも、おなかの脂肪があるのです。

実際に、アルツハイマー型認知症の患者さんの60パーセントが、内臓脂肪の面積が基準を超えていますし、米国では、**中年期に肥満の人は認知症の発症率が3倍高くなる**と報告されています。

これが肥満だけでなく、血圧、脂質も基準を超えたメタボリックシンドロームとなると、危険がもっと大きくなります。これらの項目がいずれも基準値におさまっている人と比較して、メタボな人は認知症の発症率が6倍以上高くなり、しかも、こういう人が認知症を発症すると、**認知機能の低下が速く進む**こともわかりました。

なぜ、おなかの脂肪が脳の神経細胞に悪い影響をおよぼすのでしょうか。

神経細胞を破壊するアミロイドβ《ベータ》という蛋白質があります。動物実験などによると、内臓脂肪から分泌される悪玉物質がアミロイドβを脳に蓄積させるようです。

また、インスリンにはアミロイドβを分解して神経細胞を守る作用がありますが、内臓脂肪がたまると**インスリンの効き目が悪くなり、神経細胞を保護できなくなってしまう**のです。

この他に、血糖値が上がると、ブドウ糖が脳の血管と神経細胞の働きを低下させることも指摘されています。

インスリンは膵臓だけでなく、脳の一部でも作られています。脳がしっかり機能するにはブドウ糖からエネルギーを大量に取り出す必要があるから、すぐインスリンが出動できるように脳の中で作っているのでしょうか？　いえ、そうではありません。脳の神経細胞には変わった特徴があり、インスリンがなくてもブドウ糖を取り込むことができるのです。

近年、**脳のインスリンが、脳の中の記憶と学習にかかわる部分で重要な働きをしている**ことを示す証拠が集まってきています。アルツハイマー型認知症を発症すると新しい記憶から失われていきますが、脳のインスリンの効き目が悪いために十分に記憶できなくなるからかもしれません。

糖尿病でもインスリンの効き目が落ちるため、糖尿病の人はアルツハイマー型認知症の発症率が2倍高く、とくに記憶力がそこなわれやすいとされています。

生活習慣を見直せば認知症は防げる

認知症のなかでアルツハイマー型認知症の次に多いのが、脳梗塞を原因とする脳血管性認知症です。この脳血管性認知症は高血圧との関係が深く、血圧が健康診断で「経過観察」程度であっても、血圧が正常な人とくらべると脳血管性認知症の発症率が4・5〜6倍高いというデータがあります。

注意したいのは、実際に調べてみると、アルツハイマー型認知症と脳血管性認知症のどちらかではなく、**両方を同時に発症している患者さんが少なくない**ことです。なぜこんなことが起きるのでしょうか？

答えは簡単ですね。アルツハイマー型認知症も、脳血管性認知症も、もとをたどると同じ原因に行きつくからです。それが内臓脂肪です。

英国の大部分を占めるイングランドは、「心臓に良いことは脳にも良い（What's good for your heart is good for your head)」というスローガンのもと、国をあげて認知症対策に取り組んできました。認知症を予防し、進行を遅らせるには、心臓病、すなわち生活習慣病をしっかり管理することが欠かせないと考えたからです。

具体的には、1日の塩分摂取量を6グラム以下にするよう呼びかけるとともに、食品メーカーに働きかけて、市販の食品の塩分含有量に上限を定めました。たとえば、日本では4枚切りの食パン1枚に塩分が約1・2グラム、ケチャップ100グラムには約3・3グラム含まれていますが、イングランドでは、それぞれ1・0グラム、1・8グラムまでしか入れることができません。

また、タバコを値上げして一箱約1500円にし、病気を予防するための指導を行えば医師が報酬を得られるようにしました。

さて、その成果はどうだったでしょう。

驚くなかれ、**イングランドの認知症発症数は20年間で4分の3まで減った**のです。先進国はどこも高齢化が深刻で、これに伴って認知症が急増すると予想されていました。イングランドの挑戦は、この予想をくつがえしただけでなく、認知症は予防できるという、大きな希望をもたらしました。

歯周病が認知症を進行させる

認知症の進行を速める意外な要因として、近年、注目されているのが**慢性感染症**です。といっても大きな病気ではありません。慢性の小さな炎症で十分で、とくに研究が進んでいるのが**歯周病**です。ドキッとしましたか？　この他に慢性副鼻腔炎、いわゆる蓄膿《ちくのう》症や、慢性中耳炎も原因になるといわれています。

図16に歯周病と認知症の関係を描きました。左が健康な歯茎です。歯と歯茎の境目が引き締まっていますね。

しかし、歯の付け根に汚れがたまると炎症が起こり、歯茎が腫れます。この汚れが歯垢で、コマーシャルではプラークと表現することもあります。歯周病が進むにつれて、歯と

図16　歯周病とアルツハイマー型認知症

認知症患者さんの脳の血管の壁から歯周病菌が見つかります。とくにアルツハイマー型認知症の人の脳に多く、歯周病菌の作用で動脈硬化が進行すると考えられています。

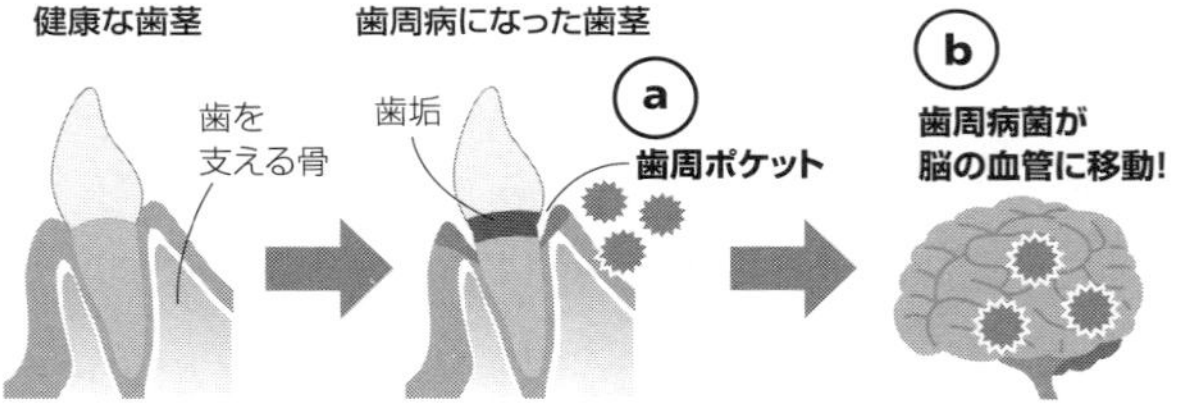

歯茎の境目にある歯周ポケットと呼ばれる溝が深くなり、歯垢と歯周ポケットの両方で歯周病菌が繁殖します（図16のａ）。

この歯周病が、どうやって脳で問題を起こすのでしょうか。先ほど述べたように、認知症では脳の血管に動脈硬化が発生します。こういう血管を顕微鏡で観察したところ、とんでもないことがわかりました。なんと、**血管の壁に歯周病菌がたくさん入り込んでいたの**です（図16のｂ）。

とくにアルツハイマー型認知症で亡くなった人の脳からは、歯周病菌が作る毒素が高い確率で検出されます。これに対して、健康な人の脳からは毒素がまったく検出されません。

歯周病菌が存在すると動脈硬化が進行しやすくなると考えられており、脳の血管が破れる脳出血が14倍多く起きるというデータもあります。

また、人工的にアルツハイマー型認知症になりやすくしたマウスを歯周病菌に感染させた実験からは、歯周病菌に感染したマウスは、感染させなかったマウスとくらべて、脳の記憶をつかさどる部分にアミロイドβが2倍ほど多く蓄積したと報告されています。

アミロイドβは神経細胞を破壊しますから、**歯周病があることで記憶力がよぶんに失われる**おそれがあるのです。

歯周病は50代までに治したい

歯周病が怖いことはわかりましたが、歯と歯茎に、そんなにたくさん菌がいるものでしょうか?

それが、あなどれないのです。歯茎が腫れて、すべての歯で歯周ポケットの深さが5ミリになったとすると、**口の中の歯周ポケットを合わせた面積は手のひらと同じくらいになる**といわれています。これだけの面積に歯周病菌がぎっしり住んでいるとなれば、血液の流れに乗って全身に散らばってもおかしくないでしょう。

歯周病菌と内臓脂肪は深く結びついています。歯周ポケットで歯周病菌が増えると、歯と戦うために歯茎の組織がさまざまな物質を分泌します。そのなかに、インスリンの効き目を悪くする悪玉物質と同じものがあるのです。

悪玉物質には細菌と戦う働きもあるため、歯周病があると、内臓脂肪からもこの悪玉物質が大量に分泌されて、歯茎での戦いに参加します。一緒に歯周病菌と戦ってくれるのはよいのですが、戦いによって歯茎の組織が破壊され、歯を支える骨がやせてしまいます。

さらには歯周病菌の死がいが毒素をまき散らし、この毒素が内臓脂肪による悪玉物質の合成を促すことも指摘されています。内臓脂肪が多いと悪玉物質が歯茎を弱らせ、歯周病菌の死がいが内臓脂肪に働きかけて悪玉物質をさらに増やすという、まさに悪循環です。

しかし、歯周病をしっかり治せば、この悪循環を断ち切ることができます。糖尿病患者さんを対象に、歯周病治療によって悪玉物質の濃度と血糖値がどう変わるか調べたところ、歯周病が治るにつれて悪玉物質が減少し、血糖値が改善しました。

アルツハイマー型認知症の原因になるアミロイドβは、**症状があらわれる10〜15年も前から蓄積が始まる**ことが明らかになっています。50代までに歯周病を治しておくことが望まれます。

内臓脂肪は寿命に影響するか

２０１６年の日本人の平均寿命は、女性が87・１４歳、男性が80・９８歳で、いずれも過去最高を更新しました。

平均寿命は、死亡率が今後も変わらないとしたときに、その年に生まれた赤ちゃんが何歳まで生きられるか推測したものです。日本は男女とも世界第2位で、世界有数の長寿国であることは間違いありません。しかし、いつもながら、**男女で６、７年の差がある**のが気になります。

日本人の死因第1位はがんです。がんによる死亡数に関する正式なデータは数年遅れで発表されるため、２０１７年に出された同年の死亡数予測を参照しましょう。

これによると全国で37万８０００人が、がんで亡くなるとされていますが、内訳を見ると驚きます。男性が22万２０００人、女性が15万６０００人で、**男性が女性の約１・５倍多い**のです。図17のグラフをご覧ください。

がんが発生する場所別に見ても、胆嚢と胆管のがん、ならびに膵臓がんだけは男女でほとんど差がないものの、あとのがんは、ことごとく、**男性のほうが大勢亡くなる**ことになっています。

図17　がんによる死亡数の男女別予測

2017年の死亡数予測によると、がんによる死亡数は男性が女性の1.5倍多く、発生する場所別に見ても、胆嚢と胆管のがん、膵臓がんをのぞくと男性の死亡数が女性を上回っています。

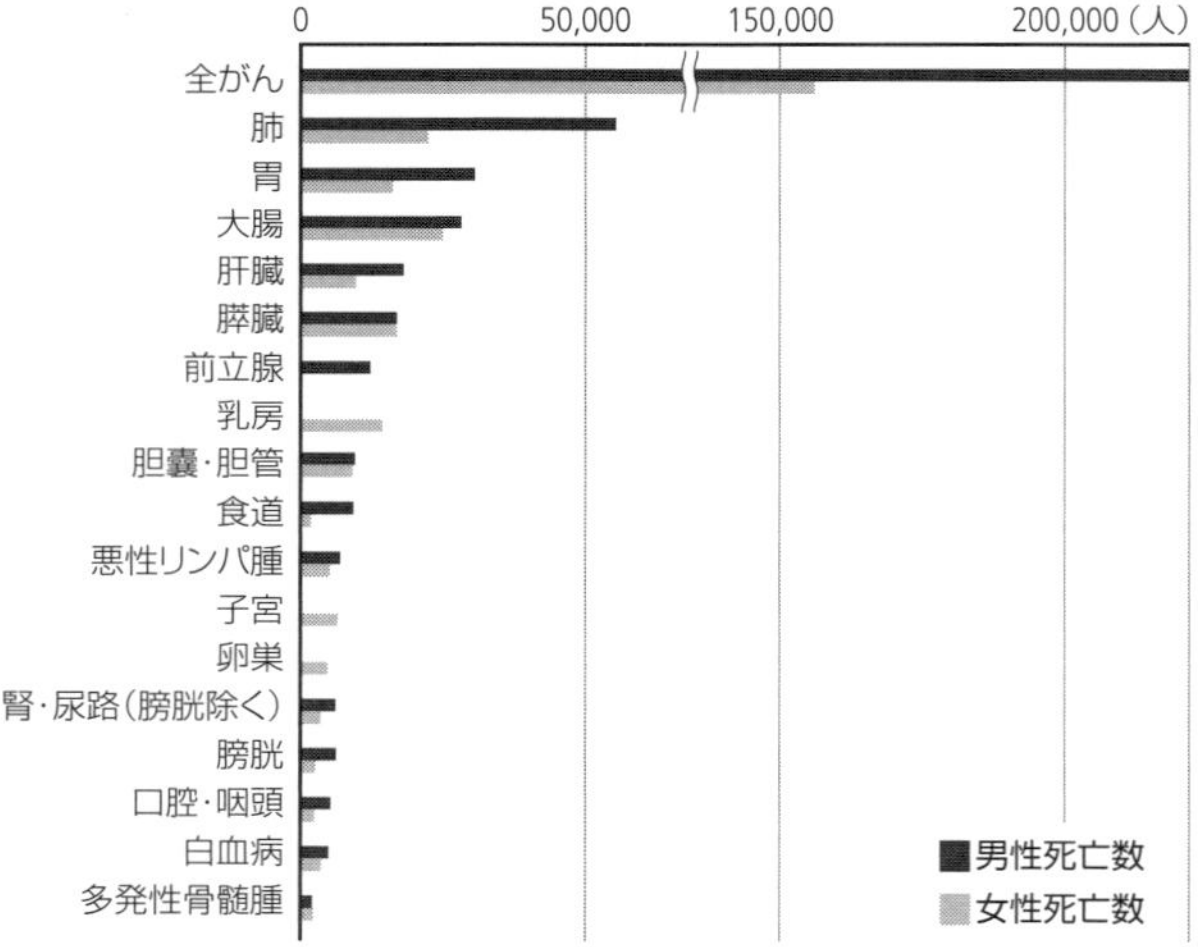

（国立がん研究センターがん対策情報センター2017年のがん統計予測より作図）

がんだけではないのです。

生活習慣病に目を向けると、**糖尿病が強く疑われる人の割合は男性が女性の２倍**にのぼります。高血圧の発症率を年代別に見ても、女性の発症率が男性を上回ることは生涯ありません。

また70代までの男女を比較すると、心筋梗塞をはじめとする心臓病と脳卒中で死亡する女性は、男性とくらべてごくわずかです。それが80代になると、どちらも女性の死亡数が男性を追い越します。

この逆転の背景には、この年代になると男性の人口がすでに減り始めているという事実があります。2016年のデータによると、80代の人口は男性が約300万人、女性が約500万人ですから、心臓病や脳卒中による死亡数を単純に比較するのは無理があるでしょう。

これらの生活習慣病と、がんの両方に深くかかわっているのが内臓脂肪です。先に見たように男性は肥満と判定される人が多く、肥満率が女性の1・5倍あります。この差がとくに広がるのが40代で、男性の肥満率は女性の2倍にのぼります。

これに加えて、**男性は喫煙も問題**です。2017年には、男性の喫煙率が28・2パーセント、女性が9・0パーセントでした。先進国のなかで男性の喫煙率がこんなに高い国はありません。タバコは脂質、血圧、血糖すべての数値を悪化させ、肺がんはもとより胃がんを強力に引き起こし、大腸がんの発症率を押し上げます。

もう一つ、データがあります。2014年の調査によると、歯周病の治療を受けている人は、男性137万人に対して女性が194万人でした。これはちょっと意外ですね。女性のほうが歯周病になりやすいのでしょうか？

さあ、それはどうでしょう。これは治療を受けている人の数です。おそらく男性は、歯周病があっても放置する人が多いのです。

ただでさえ内臓脂肪がたまりやすい男性が、忙しさにかまけて脂肪が付くにまかせ、喫煙、飲酒をし、歯周病も気にしないとなると、命がどれだけあっても足りません。平均寿命も短くなるでしょう。一生懸命働いて、退職後に待っているのが苦しい闘病生活だとしたら、あまりにも残念ですね。

女性も同じです。閉経をむかえると内臓脂肪が増えますし、隠れメタボは女性のほうが男性の1・4倍多いのです。

ここでしっかり内臓脂肪を落として、すっきりリセットしませんか。ここまで内臓脂肪の特徴や性質を見てきました。これをふまえ、続く第3章、第4章では、**ただやせるだけでなく、内臓脂肪を確実に減らす方法**を考えましょう。

第3章

内臓脂肪を落とすために何を、どう食べるか

健康のために肉は食べるべきか

最近、テレビの健康情報番組などで、肉は大事だ、もっと食べよう、と解説しているようです。これもあってか、レストランに行くと、シニア世代が肉料理を楽しんでいるのをよく目にします。しかし、お肉というと気になるのが脂肪ですね。お肉は食べたほうがよいのか、もし食べるなら、どのくらいにするのがよいのでしょうか。

脂肪細胞にたくわえられている中性脂肪は、分解されると脂肪酸になります。これは人の脂肪だけでなく動物の脂肪も同じで、脂肪酸は大きく飽和脂肪酸と不飽和脂肪酸に分けられます。どちらがどのくらい入っているかは食品によって違い、肉の脂肪はおおむね飽和脂肪酸が多く、魚はたいてい不飽和脂肪酸が中心です。

肉の飽和脂肪酸には血管を丈夫にする作用があるため、肉の摂取が少ないと、脳の血管が破れる脳出血の発症率が上がります。また、肉の蛋白質は筋肉を作るもとになるので、**肉を食べない高齢者は転倒しやすく、骨折から寝たきりを招く**おそれがあります。

このことから、肉を避けるのは問題だといわれるようになりました。しかし、「過ぎたるはなお及ばざるが如し」です。肉の飽和脂肪酸には**コレステロール値を上げる作用があ**

るのです。

コレステロールが高いと聞くと、卵をひかえなければ、と考える人が多いのですが、これは勘違いです。

人間はコレステロールの大部分にあたる70パーセントを体内で合成しています。そのため卵のようにコレステロールの多い食品を摂取すると、体内での合成が自然に下がって、コレステロールの数値を一定に保つしくみが備わっています。健康な人であれば、卵をたくさん食べても体が自動的に調節してくれるということです。

本当に気をつけなければならないのは、**体内でのコレステロールの合成を促す成分**です。これが飽和脂肪酸で、**牛肉や豚肉の脂、牛乳と乳製品、スナック菓子やチョコレート**などにしっかり入っています。

卵やイクラ、タコ、イカはコレステロールが多くても飽和脂肪酸が少ないので、現代の考えかたに照らすとほとんど問題ありません。図18にコレステロールの合成を促す食品と、促さない食品をまとめました。

コレステロール値が高くても内臓脂肪が同じようにたまるとは限りませんが、内臓脂肪はただでさえ動脈硬化を起こします。それでコレステロール値も高いとなれば動脈硬化が

図18　コレステロール値を上げる食品

健康であれば、コレステロールを多く含む食品を摂取してもコレステロール値は上がりません。大切なのは、コレステロールの合成を促す成分を避けることです。

コレステロールの合成を促す食品
肉の脂、乳製品、パン、スナック菓子、 チョコレート、インスタント麺など

コレステロールの合成を促さない食品
豆腐、味噌などの大豆製品、 魚、野菜、海藻、果物など
ほとんど問題ない食品
卵、イカ、タコ、魚の卵など

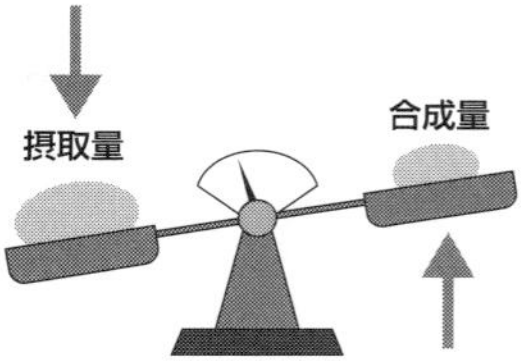

摂取が増えると体内での合成が減ります

急速に進み、脳梗塞、心筋梗塞、さらには認知症の発症率を押し上げます。

日本人が肉をあまり食べないことで問題が起きていたのはずっと昔の話です。その後、肉を食べる習慣が広がるにつれて動脈硬化になる人が増えています。昨今の**日本人は肉を十分に摂取できています**ので、これ以上、摂取を増やすのは心配です。

食事の工夫で肉の脂肪は減らせる

健康を維持するには肉も脂肪も摂取する必要があるけれど、食べ過ぎてはいけないということですね。家庭で肉を食べるときに、余分な脂肪をおさえるための工夫はあるでしょうか。

肉は部位によって脂肪の量が違い、同じグラム数でくらべると、ふちに脂身が付いた**ロース肉にはヒレ肉の5倍以上の脂肪**が含まれています。そのため、通常の大きさのロースカツが460キロカロリーあるのに対して、ヒレカツは270キロカロリーです。こんなに違うのですね。

鶏肉の皮も同様で、皮の裏に付いた脂が肉全体のカロリーの半分を占めています。**肉の脂身も鶏肉の皮も、調理の前に半分くらい切り落としましょう。**

肉に限らず、**揚げ物はあまり小さく切らずに揚げるほうがよい**のです。食材を小さく、薄く切るほど油と触れる表面積が増えて、そこから吸う油の量が増えます。たとえば食材を大きいまま揚げた天ぷらと、かき揚げをくらべると、かき揚げのほうが食材が細かく切ってある分、油をたっぷり吸っています。

さて、ここで問題です。ロース肉とヒレ肉に含まれる脂肪の量に5倍の差があるのに、トンカツにすると、カロリーが2倍も違わないのはなぜでしょう？

答えは衣が油を吸うからです。これが揚げ物のやっかいなところで、ロースであれ、ヒレであれ、揚げると衣が130キロカロリーくらい油を吸います。このとき吸う油の量は衣の厚さで変わり、しっかりした衣をつけるフライがもっとも多く、天ぷら、唐揚げ、衣を付けない素揚げの順に少なくなります。

もっとよいのは焼くことです。同じ脂身付きのロース肉でも生姜焼きにすると250キロカロリーで、脂身を食べてもヒレカツを下回ります。**揚げるより焼く、焼くより煮ること**で、料理に含まれる脂肪の量がぐんと少なくなります。

いろいろな料理のカロリーをいちいちおぼえるのはちょっと面倒ですが、こういう基本的な原則を知っておくと目安になります。

大切なのは、トンカツを生姜焼きにすると胃のもたれ具合がこのくらい違うな、とか、ご飯を小盛りにするとおなかの張りがこのくらいになる、というふうに、**摂取した脂肪の量やカロリーを体で感じられるようになること**です。

こうなれば、食べ過ぎたときは体が教えてくれますから、次の食事でひかえればよいのです。ひかえたら、今度は体が軽くなったのを感じてください。こうやって、自分が健康でいられる摂取量がわかってくると、細かい計算をしなくても、食事の内容を自分で調整できるようになるはずです。

基本は収入と支出のバランス

細かいカロリーをおぼえる必要はないものの、内臓脂肪の退治に役立つ数字をここで押さえておきましょう。

内臓脂肪、皮下脂肪をとわず、脂肪は脂肪細胞が集まってできています。1個1個の細胞の中に中性脂肪の形でエネルギーがたくわえられており、内臓脂肪がたまると腹囲が大きくなります。このとき次の式が成り立ちます。

腹囲1センチ＝内臓脂肪1キログラム＝7000キロカロリー

7000キロカロリーといわれてもピンとこないかもしれませんが、カツ丼一杯が1000キロカロリーちょっとですから、**カツ丼を7回食べると内臓脂肪が1キログラム以上付いて、腹囲が1センチ大きくなる**わけです。

そんなにカツ丼ばっかり食べないよと言うかもしれませんね。でも、そこに落とし穴があります。たとえば、毎日ほんの少し、80キロカロリー多く摂取するとしましょう。お茶碗に普通盛りのご飯が約250キロカロリーで、これを大盛りにすると約330キロカロリーになり、ちょうど80キロカロリーよけいに食べることになります。

さて、こんな生活を続けるとどうなるでしょうか。この人が過剰に摂取するカロリーは1年でこれだけになります。


80（キロカロリー）×365（日）＝2万9200キロカロリー

これを先ほどの式に当てはめると、内臓脂肪が4・2キログラム、腹囲が4・2センチ増えることになります。4・2キログラムですよ！　おなかにこれだけの荷物をくりつけて生活すると考えてみてください。この習慣を10年続けたら、計算上は内臓脂肪が42キログラム増えることになります。ささやかな喜びがこんなおそろしいことになるのです。

しかし、裏を返せば、**摂取カロリーをちょっと減らすだけで、1年後に内臓脂肪をごっそり落とすこともできる**わけです。先ほどの計算式にそって考えると、7000キロカロリー消費すれば、内臓脂肪が1キログラム落ちて腹囲が1センチ小さくなります。

ということは、逆に、**多めによそっていたご飯を普通盛りにする**、もしくは、普通盛りのご飯を小盛りにすれば、1年後には内臓脂肪が4・2キログラム、腹囲が4・2センチ減る計算です。これだけのことで、おなかまわりがこんなにすっきりするのです。

幽霊の正体見たり枯れ尾花。おそろしい病気を次々に生み出すおなかの脂肪も、落ち着いて正体を確かめると意外にたいしたことがないものです。4枚切りのトーストと6枚切りのトーストも一枚あたりのカロリーがちょうど80キロカロリー違うため、**4枚切りを6枚切りにする**のでもかまいません。

自分は腹囲が10センチくらいオーバーしているから、この程度ではちょっと、という人は、まずは現実的な目標として、内臓脂肪を2キログラム、腹囲を2センチ減らすことにしましょう。第2章で見たように、体重を2〜3キログラム落とすだけでも、血液の中の善玉物質が増え始めることがわかっています。

ありがたいことに、**脂肪は減るとなったら内臓脂肪から落ちます**。内臓脂肪も皮下脂肪も1キログラムにたくわえているエネルギーは同じですが、内臓脂肪は皮下脂肪とくらべて中性脂肪を活発に出し入れしています。あまった中性脂肪をまめに取り込む一方で、体内でエネルギーが不足すると、すぐさま中性脂肪を分解して細胞から吐き出します。意外に働きものなのです。

このことから、「内臓脂肪は普通預金、皮下脂肪は定期預金」と表現されることがあります。普通預金は預け入れも引き出しも簡単で、お財布代わりに利用できます。これに対して定期預金は簡単にはおろせません。1年、2年と、こつこつ貯金するうちに大きな額になります。

脂肪の定期預金では楽しみがありませんが、本当に危険なのは、引き出すことなくたまってしまった内臓脂肪の普通預金です。

炭水化物は敵ではないがひかえめに

では、炭水化物をどう考えたらよいでしょうか？　これまで見てきたように、脂肪を摂り過ぎると内臓脂肪が増えて、生活習慣病はもとより、がんをはじめとするさまざまな病気を引き起こします。これを防ぐための大原則は、脂肪の摂取をおさえることです。

しかし、すでに内臓脂肪が付いていて、これを落とそうという人は、これだけでは足りません。こういう人が**炭水化物を多く摂ると脂肪が減りにくくなる**のです。少し複雑なので図19を見ながら読んでください。

血液中のブドウ糖があまると、ブドウ糖がたくさんつながったグリコーゲンという物質になって大部分が筋肉に、残りが肝臓にたくわえられます。その一方で、血液の中の脂肪

図19　炭水化物を摂り過ぎると脂肪が減りにくい

炭水化物は脂肪より使い勝手のよいエネルギー源です。グリコーゲンが大量にたくわえられていると脂肪を使わずにすんでしまうため、脂肪が減りにくくなります。

ⓐ エネルギーのおもな貯蔵庫には脂肪と筋肉の二つがあります。

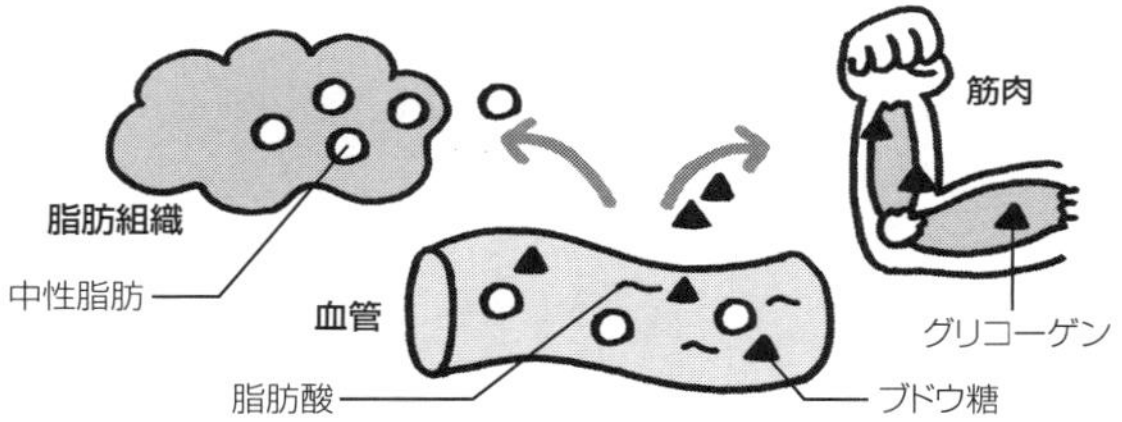

ⓑ グリコーゲンは、いざとなると、すぐブドウ糖に戻って血液中に出てきます。そのため、グリコーゲンがたくさんあると脂肪がなかなか減りません。

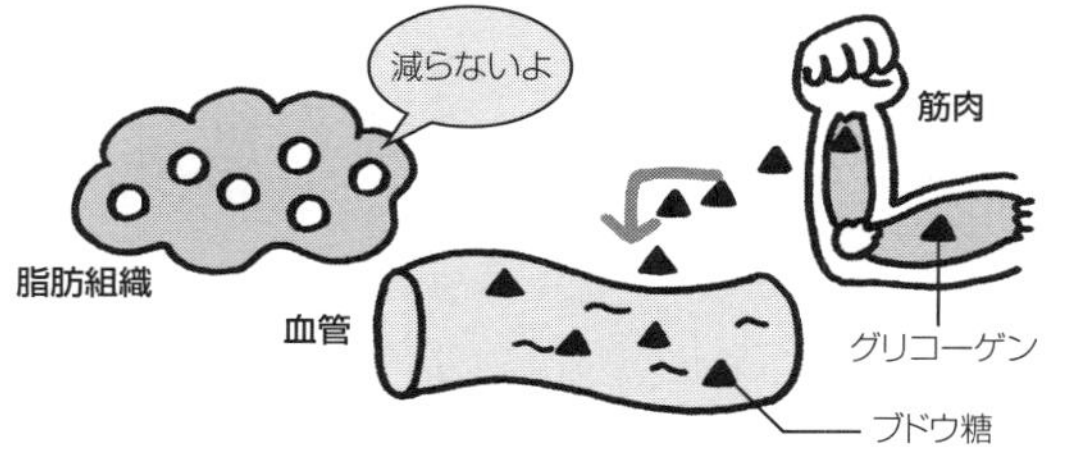

ⓒ 炭水化物を摂取し過ぎると、ブドウ糖が中性脂肪に変わる反応が起こります。

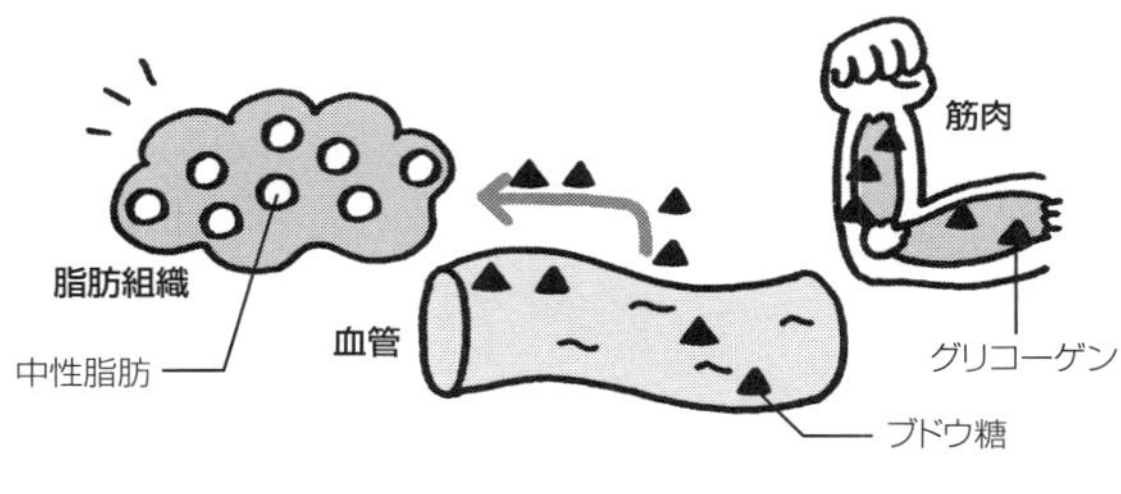

酸があまると脂肪細胞に取り込まれ、中性脂肪になって貯蔵されます。つまり、体内にはエネルギーの貯蔵庫として筋肉と脂肪の二つがあるのです（図19のa）。

グリコーゲンは脂肪ほどたくさんたくわえることができませんが、いざとなると、すぐブドウ糖に戻って血液中に出てきます。脂肪より使い勝手のよいエネルギー源なのです。そのため、炭水化物を摂取し過ぎてグリコーゲンをしっかりためている人は、脂肪を使わずにすんでしまうため、脂肪の消費がなかなか進みません（図19のb）。

こういう人がさらに炭水化物を摂取すると困ったことが起こります。もうこれ以上グリコーゲンを貯蔵できないとなると、インスリンが気をきかせて、なんと**ブドウ糖を中性脂肪に変える**のです。こうすれば脂肪の形でたくわえることができるからですね（図19のc）。じつに迷惑な話です。このときブドウ糖50グラムから中性脂肪が14グラム作られます。

結局のところ、体の脂肪が減らない人の最大の問題は、**脂肪はもちろん、炭水化物も何もかも摂り過ぎている**ことです。ようするに食べ過ぎなのです。

内臓脂肪をしぼるには脂肪の摂取を減らすのが大原則ではありますが、それと同時に、主食、おかず、間食をとわず、食べる量を9割か8割におさえてください。

炭水化物もひかえますが、極端に走ってはいけません。糖尿病の治療を受けている人は別として、通常は、**普通盛りのご飯を小盛りにする**ことで、現在の4分の1から3分の1減らせば十分でしょう。いつものご飯を「2口」減らせばよいのです。

「健康によい油」は存在するのか

脂肪を摂り過ぎたらいけないことはわかったけれど、植物性の脂肪はどうなんだろう。油という字が入っていても肉の脂とは別物だ。そういえば、なんとかいう油が健康にいいって妻が言ってたな。

植物性の脂肪というと、オリーブ油、亜麻仁《あまに》油、コーン油、紅花（サフラワー）油、ゴマ油などが代表的で、調理やドレッシングに使います。原料によって成分が異なり、風味もさまざま。ゴマ油などは一滴たらすだけで食欲を刺激しますね。

たいていは不飽和脂肪酸が多く、肉の脂と違ってコレステロールの合成を高めません。コマーシャルでいうように、コレステロール値を上げにくい油です。**例外はココナッツ油**でしょう。ココナッツ油はダイエットによいといわれて人気を集めましたが、動物性の油よりも飽和脂肪酸が多いのです。

ただし、どの油を使うにしてもカロリーに気をつけてください。肉の脂であれ、植物性油であれ、飽和脂肪酸だろうが不飽和脂肪酸だろうが、**油はすべて中性脂肪の固まりで、カロリーもほとんど同じ**です。大さじ1杯で約110〜120キロカロリーあるため、これだけ使うと、ご飯をせっかく小盛りにしても一瞬で吹き飛んでしまいます。

コレステロールの合成を促さないといっても、すでに体内にあるコレステロールを減らすほどの力はなく、使えば使うほど健康になるなんてこともありません。油は必要なだけ使うにとどめ、ドレッシングはノンオイルにするなど、自分でルールを決めましょう。

どんな油も結局は脂肪になる

ラットという大型のネズミを二つのグループに分けて、動物性油の代表ラードと、植物性油代表の紅花油ないし亜麻仁油のいずれかを与え、2週間後に体の変化を調べた実験があります。すると、ラードを摂取したラットは内臓脂肪が増えました。予想通りです。

では植物性油のグループはどうだったかというと、こちらは、**すべてのラットが脂肪肝になっていた**のです。ラードのグループは1匹も脂肪肝になっていませんでした。

内臓脂肪は脂肪細胞の中に中性脂肪がたまり、脂肪肝では肝臓の細胞に中性脂肪がたまります。ですから、内臓脂肪の蓄積と脂肪肝は別物ですが、内臓脂肪が脂肪肝を引き起こすことは第2章で説明しました。結局のところ、どちらの油を摂取したグループにも脂肪が付いて、脂肪の付きかたが違っていたということなのです。

最近、店頭でよく見かける**アボカドも、森のバターといわれるように脂肪が豊富**です。同じ100グラムでくらべると、バナナが86キロカロリー、太るといわれるサツマイモが132キロカロリーのところ、アボカドは187キロカロリーあります。どんな健康効果があるにしても、この脂肪はそのまま体に入り、体に付きます。

テレビや雑誌は特定の食品を取り上げては、この油がよいとか、もっとこれを食べなさいと解説するかもしれません。しかし、わざわざ何かを大量に摂取する足し算の考えかただと、摂り過ぎによる負の側面が必ずあらわれます。

今の時代には、**過剰な摂取をおさえて全体のバランスを取ることをめざす、引き算の考えかたが大切**だろうと思います。

太りやすい果物、太りにくい果物

脂肪を摂取すると内臓脂肪が増えるというのはイメージしやすいと思います。ところが、脂肪がほとんど入っていないのに脂肪を増やす食品があるといったらどうでしょう。それが**果物とアルコール**です。

果物の甘みのもとになる成分の一つがブドウ糖です。名前からしてブドウにたくさん入っていそうですね。

ブドウ糖は英語でもグレープシュガーといい、18世紀に干しブドウを使って糖の研究をしていた科学者が発見し、取り出すのに成功したことから、こう名づけられました。

実際にブドウにはブドウ糖が多く、1グラムあたりで調べると、バナナの2〜3倍、ミカンの4〜5倍入っています。でも、そのわりにはブドウよりバナナのほうが甘く感じませんか？

その秘密は図20を見てください。果物には、ブドウ糖、果糖、そしてブドウ糖と果糖が結びついてできたショ糖の三種類の糖が含まれています。甘さはこの三つの合計で決まり、**甘みが強い順に果糖、ショ糖、ブドウ糖**となります。ブドウ糖はそれほど甘くないのですね。ブドウはブドウ糖と果糖が多いものの、バナナには大量にショ糖が入っているので、総合的な甘さではバナナにかないません。

ショ糖は漢字で蔗糖と書き、蔗はサトウキビのこと。ショ糖と砂糖は同じものですから、

図20　果物は食べ過ぎてしまいがち

果物に含まれる果糖は肝臓で中性脂肪に変わるうえに、血糖値を高めないので脳に満腹シグナルが送られず、つい食べ過ぎてしまいます。

	可食部100gあたり（g）		
	ブドウ糖	果糖	ショ糖
ブドウ	7.3	7.1	0
バナナ	2.6	2.4	10.5
リンゴ	1.6	6.3	4.7
キウイ（緑）	3.7	4.0	1.4
グレープフルーツ	2.0	2.2	3.1
ミカン	1.7	1.9	5.3
パイナップル	1.6	1.9	8.8
イチゴ	1.6	1.8	2.5
モモ	0.6	0.7	6.8
レモン	1.5	0.7	0.4
はちみつ	32.3	38.6	0.2

（文部科学省食品成分データベースより）

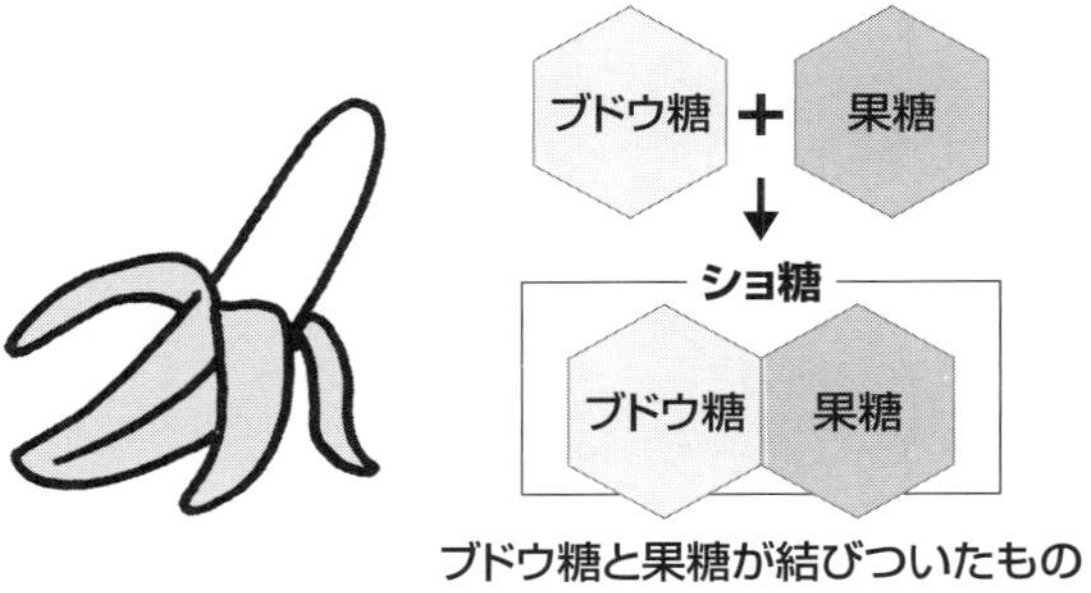

バナナには砂糖がしっかり入っていることになります。なお、甘さに違いがあっても、これら三種類の糖の1グラムあたりのカロリーは同じです。また、**果物が熟して甘みが増してもカロリーはそのまま**です。

参考として図20の一番下にはちみつのデータをのせました。はちみつの原料である花の蜜の糖は大部分がショ糖です。しかし、はちみつにはショ糖がほとんど入っていませんね。ショ糖はどこに消えたのでしょうか？　答えは、ミツバチが唾液に含まれる酵素でショ糖を分解して、ブドウ糖と果糖に変えたのです。

さて、果糖にはブドウ糖と大きく異なる性質があります。血液にブドウ糖が入ると血糖値が上がるのに対して、果糖は摂取しても血糖値がほとんど上がりません。これが問題で、血糖値が上がらないと食べ過ぎにつながるのです。

何かを食べて血糖値が上がると、脳に満腹シグナルが送られて食欲が満たされます。ご飯を食べると満足するのは、ご飯のおもな成分である炭水化物が、ブドウ糖がつながってできているからです。そのため食べるとすぐ血糖値が上がり、満腹シグナルが反応します。

これに対して果糖は血液の中をめぐることなく、ただちに肝臓に吸収されて中性脂肪に変わります。それだけでも困るのに、**血糖値が上がらないので満腹感が得られず、つい食**

べ過ぎてしまいます。

果物は健康によいイメージがありますが、とても太りやすい食品です。だらだら食べるのではなく、最初に決めた量だけ食べて終わりにしてください。

脂肪がもっとも付きにくい果物は？

それでも果物が好きという人のために、図20の表で、**内臓脂肪が付きにくい果物を選んでみましょう。**果糖がよくないのですから、果糖が少なくて、できれば、ブドウ糖と果糖が結びついてできるショ糖も少ないものがいいですね。

グレープフルーツとキウイもいい線行っていますが、総合的に見て果糖が一番少ないのはイチゴです。**脂肪が付きにくい果物選手権はイチゴの優勝**としましょう。砂糖も練乳もかけずに、そのままの甘みを楽しんでください。

果糖は姿を変えて意外なものに入っています。コンビニに行ったらデザートの容器の裏にある表示を見てください。原材料のところに「ブドウ糖果糖液糖」と書いてあるはずです。この甘味料は果糖とブドウ糖でできており、その混合比率によって「果糖ブドウ糖液糖」「高果糖液糖」などと表記することもあります。

果糖は糖のなかでもっとも甘みが強いうえに、冷やすと甘みが増す性質があることから、清涼飲料水や乳飲料、ゼリー、ヨーグルト、大部分のアイスクリーム、さらにはノンアルコールビールにまで広く使われ、アイスコーヒーに入れるガムシロップのおもな原料でもあります。冷えたデザートはおいしいものですが、そのおいしさにはわながあるのです。

糖質が入った「糖質ゼロ」もある

内臓脂肪を落とすには、脂肪はもちろんだけど、炭水化物も摂り過ぎたらいけないんだったな。なるほど、だから、最近はビールにも「糖類ゼロ」とか「糖質オフ」とか書いてあるのか。こういう製品なら太らないってことだ。……つい、手が伸びそうになりますが、安心して飲んでよいものでしょうか。

糖類ゼロ、糖質ゼロでも炭水化物が入っている製品はたくさんあります。

栄養に関する表示について定めているのは健康増進法という法律ですが、ちょっと基準が甘く、**糖類や糖質が一定量以下なら「糖類ゼロ」「糖質ゼロ」と表示できる**ことになっています。

それだけではありません。何種類もある糖のうち、糖類の指定からもれているものがいくつかあって、これらの糖はいくら入っていても「無糖」となるのです。言葉のイメージを過信せず、**製品裏面の栄養成分表示を自分の目で確認すべき**でしょう。

ただし、アルコール飲料についていうと、入っている糖の量より、アルコールそのものの影響が重要です。アルコールにもカロリーがあり、飲み過ぎれば内臓脂肪がしっかり付きます。たとえばビール中びん1本のカロリーはなんと200キロカロリー。ご飯お茶碗一杯より多く、ヒレカツ270キロカロリーに迫ります。

少し補足すると、アルコールのカロリーは食べもののカロリーと少し性質が違います。アルコールは胃からすみやかに吸収されて肝臓に運ばれ、分解されます。そのため、アルコールに含まれるカロリーがそのまま体にたくわえられることはなく、このカロリーを使って運動することもできません。

お酒を飲むと体が熱くなることもあって、「アルコールのカロリーは体に付かないし、余分のカロリーは熱になって逃げてしまうから大丈夫」という説明を見かけることがあります。でも、これは誤解です。

アルコールは食欲を高め、**内臓脂肪の蓄積を促すホルモンを分泌させます**。そして肝臓で分解されるときに、**飲んだ量に比例して中性脂肪の合成が進む**こともわかっています。

実際に、健康診断で中性脂肪の数値が高い人は、男性はたいてい飲み過ぎ、女性は果物とお菓子の摂り過ぎが原因であることが多いものです。そのくらいアルコールは中性脂肪の増加を招き、これが内臓脂肪に変わります。ちょっとがっかりですね。

では、アルコール飲料による違いはあるのでしょうか。ビールやワインは飲み過ぎちゃうから、結局は焼酎のほうが体にいいという意見があるかと思えば、いや、ワインは内臓脂肪が付きにくいと聞いたよ、と真顔で反論する人もいます。本当のところはどうでしょう。

はい、**アルコール飲料による違いはありません**。アルコールの影響は、それぞれのアルコール飲料に含まれる純粋なアルコール、正確にいうとエチルアルコールという成分をどれだけ摂取するかで決まるからです。

エチルアルコールの量にもとづいて換算すると、日本酒1合がビール中びん1本、焼酎0・6合、ワイン4分の1本、缶チューハイ1・5缶に相当します。ビールと焼酎のどちらが安全かではなく、何をどれだけ飲むかが問題なのです。

「ワインは脂肪が付きにくい」の落とし穴

ワインは内臓脂肪が付きにくいという話が出てきたのは、ある論文がきっかけでした。魚を二つのグループに分けて、一方のグループにだけ、赤ワインに含まれるポリフェノールを与えたところ、内臓脂肪の蓄積がおさえられたのです。これだけ聞いて、おっ！と色めき立った皆さん。ちょっと待ってください。

この実験では、魚の体重1キログラムあたり、ポリフェノールを毎日40ミリグラムずつ与えました。これを体重60キログラムの人間に当てはめるとどうなるでしょうか。

60（キログラム）×40（ミリグラム）＝2400ミリグラム

2400ミリグラムは2・4グラムのことですから、ポリフェノールを1日に2・4グラム摂取する必要があるということです。

さて、一般的な赤ワイン100ミリリットルには、ポリフェノールが101ミリグラム含まれています。ということは、ポリフェノールを2・4グラム摂取するには、赤ワインを**毎日約2・4リットル、なんとボトル3本以上**飲まなくてはなりません。ここに含まれるエチルアルコールの量をもとに換算すると、日本酒にして約13合です。これを毎日です。

これで本当に内臓脂肪の蓄積がおさえられるとしても、体はめちゃくちゃになりますね。ポリフェノールを摂取したいなら、ワインにこだわる必要はありません。果物なら**ブルーベリーやイチゴ**に多く、コーヒーにも赤ワインと同じくらい入っています。緑黄色野菜や大豆、魚、緑茶など、ありとあらゆる食材に含まれているので、普通に食べていれば不足することはないはずです。

締めのラーメンより、飲む前のおにぎり1個

晩酌メニューについても気をつけることはあるでしょうか。

飲むときは、ご飯を食べないことにしているよ、という話をよく聞きます。そうすれば、ご飯の分だけ摂取カロリーが減るため、何となくよさそうな気がしますね。

しかし、思い出してください。ご飯を食べようがどうしようが、飲んだアルコールは同じように中性脂肪になります。そのうえアルコールの影響で食欲が高まって、脂っこい唐揚げ、チーズ、バターピーナツなどを次々に食べてしまったら、ご飯をやめた効果などあっというまに帳消しです。

締めはラーメン、という言葉がありますが、なぜ、ラーメンが食べたくなるかわかりま

すか？　**ご飯を食べていないから**です。先に出てきたように、炭水化物を食べると血糖値が上がり、脳に満腹シグナルが送られます。炭水化物には水と結びつく性質もあるので、これによって胃がふくれ、さらに満足できます。

逆にいうと、**炭水化物を食べないと、どんなにカロリーの高いものを食べても満腹感が得られにくい**のです。

これにはもう少し複雑な理由もあります。アルコールが肝臓で分解されるときに特殊な物質が作られます。ブドウ糖は細胞に取り込まれてエネルギー源になりますが、この物質が、ブドウ糖からエネルギーを取り出す反応のじゃまをするのです。それと同時に、体内の材料からブドウ糖を合成する反応もおさえてしまうため、飲酒によってエネルギーが不足し、血糖値が下がる傾向が見られます。

とくに**糖尿病を治療している人は飲酒によって血糖値が下がりやすい**ため、食事をしながら飲むよう指導されます。健康な人であれば血糖値の低下はごくわずかですが、10人に1人か2人くらいの割合で、このせいで空腹を感じることがあるようです。

ご飯にもカロリーがあるとはいえ、飲む前に少しだけ、たとえばおにぎり1個くらい食べておくと、脂っこい肴を次々に注文せずにすみます。その代わりに、脂肪が少なくビタミン豊富な温野菜、おひたし、ピクルスなどでお酒を楽しみましょう。キノコにキャベツ、白菜、水菜、オクラ、豆腐など、おすすめの食材はたくさんあります。

そしてもう一つ。飲酒の前後には**水やお茶など水分をしっかり摂ってください**。アルコールは水に溶けるので、こうすると尿と一緒に体から早く出ていきます。**二日酔い防止にも有効**です。

玄米が日本人の心臓を守ってきた

脂肪細胞はさまざまな物質を100種類以上も分泌して、体の機能を調節しています。そのなかの悪玉物質が、生活習慣病や、がんを招くのでしたね。その反面、脂肪細胞は、これらの病気の発生をおさえる善玉物質も作っています。その代表がアディポネクチンです。内臓脂肪が増えると悪玉物質の産生が高まる一方で、このアディポネクチンが減ってしまいます。

そして、日本人のアディポネクチンには一つ特徴がありました。おぼえていますか？　内臓脂肪が付いているかどうかにかかわらず、アディポネクチンをたくさん分泌できないタイプの遺伝子を持っている人がかなりいるのです。

図21　玄米は善玉アディポネクチンを増やす

玄米に含まれるガンマオリザノールは善玉アディポネクチンの分泌を増やし、血液中のコレステロール濃度を下げます。しかし、精米すると大きく減ってしまいます。

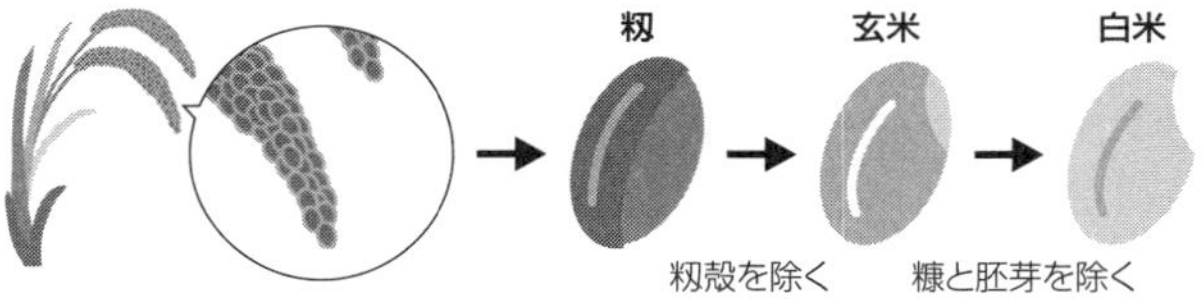

精米すると、さまざまな有効成分が失われます。

	玄米	白米
食物繊維（g）	**3.7**	**0.5**
ビタミンB1（mg）	**0.41**	**0.08**
カリウム（mg）	**230**	**88**
ガンマオリザノール（mg）	**23.2**	**6.6**

（100gあたり：五訂日本食品標準成分表、富山県農林水産総合技術センター資料より）

これは遺伝で決まっていて、こういう人はアディポネクチンの量が欧米人の3分の2もありません。日本人は悪玉が増えやすいだけでなく、善玉が少ないという二重のハンデを負っているのです。

しかし、昔の日本人は経験を通じて、この弱点を克服してきました。**アディポネクチンを増やしてくれる成分を含む食品**をしっかり食べていたのです。その代表が**玄米と大豆**で、食物繊維も有効です。

玄米を食べたことはありますか。田んぼで実った籾《もみ》から籾殻《もみがら》を除いただけのお米が玄米で、ここからさらに糠《ぬか》と胚芽を取り除くと白米になります。図21の上に、籾と玄米、白米の関係をのせました。

玄米に含まれる有効成分はガンマオリザノールといい、脂肪細胞からのアディポネクチンの分泌を増やすとともに、コレステロールの合成をさまたげて、血液中のコレステロール濃度を低下させます。すごいですね。玄米を食べることで内臓脂肪が減るわけではありませんが、内臓脂肪の蓄積によって動脈硬化が起きるのを防ぐ効果が期待できます。

ガンマオリザノールは糠の部分に多いため、精米して白米にすると4分の1近くにまで減ってしまいます。図21の下の表を見てください。白米になると、**食物繊維、各種のビタミン、ミネラルも失われ、とくに食物繊維は7分の1**になっています。

最近の家庭用炊飯器には、たいてい玄米炊き機能がついていますから、一度炊いてみてください。白米と違ってプチプチした食感です。週に1日、玄米の日を作ってもよいですね。具を混ぜておにぎりにすると食べやすいと思います。

食物繊維の摂取量はじりじり低下を続けていますが、意外なことに、野菜、芋、海藻をはじめとする穀物以外の食品からは、現在も昔と同じくらい摂取できているのです。大きく減ったのは玄米や大麦、雑穀など穀物からの食物繊維の摂取です。

米国は動脈硬化を原因とする心筋梗塞で亡くなる人が多い国です。最近の研究で、心筋梗塞を起こした人に食物繊維をしっかり摂取してもらうと、摂取量が多い人ほど死亡率が下がることがわかりました。それも、**野菜や果物から摂るより、穀物由来の食物繊維を増やすほうが有効**でした。

食物繊維もアディポネクチンの分泌を高めます。内臓脂肪を直接減らす作用はなくても、余分なコレステロールの排出を促し、腸の善玉菌を増やすことで、生活習慣病になりにくくしてくれます。

穀物製品のなかで食物繊維がとくに多いのが**ライ麦パン、全粒粉パン、玄米、蕎麦**などです。麦ご飯や五穀米、雑穀米もよいのですが、白米に少し加える程度では、お茶碗一杯あたりの食物繊維はそれほど増えません。ただし、**和食屋さんで白米か五穀米か選べるときは五穀米にすべき**でしょう。ちりも積もれば山となる、です。

大豆も魚も！　脂肪をおさえる食材たち

大豆に含まれる有効成分はβ《ベータ》コングリシニンという蛋白質です。マウスとラットを使った実験から、このβコングリシニンが善玉アディポネクチン濃度を高め、肝臓の中性脂肪

図22　内臓脂肪を付きにくくするEPAとDHA

背中の青い魚に豊富なEPAとDHAは中性脂肪を減らし、内臓脂肪を付きにくくします。厚生労働省はEPAとDHAを合わせて1日1000mg摂取するようすすめています。

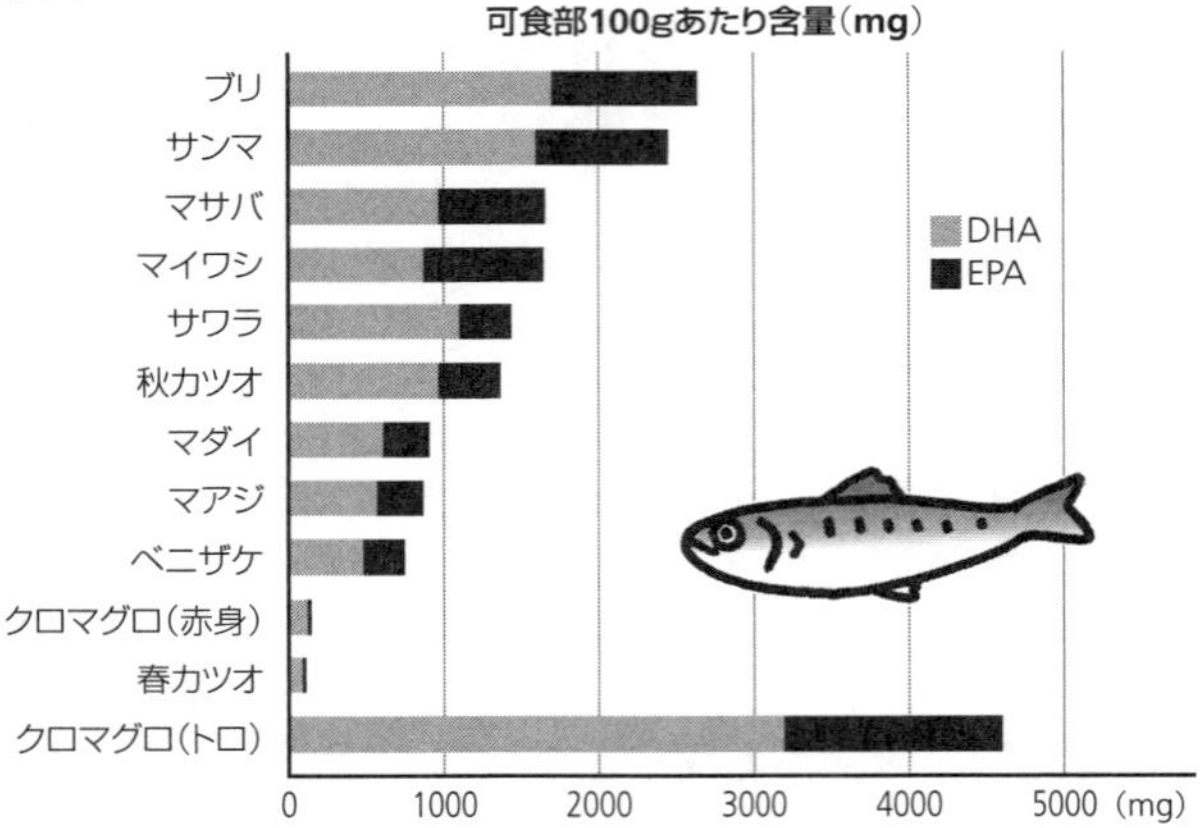

(文部科学省食品成分データベースより)

を減らして、**脂肪の分解を進める**ことがわかりました。

　また、βコングリシニンを摂取したマウスは、血糖値と、血液中のインスリンの濃度が下がります。高い濃度のインスリンは発がんと関係していますから、大豆を摂取することで人間でもインスリンの濃度が下がることが確認できれば朗報となりますね。

　そして魚です。とくに背中の青い魚、**サバ**、**サワラ**、**イワシ**、**サンマ**などには、おなじみのEPA(エイコサペンタエン酸)とDHA(ドコサヘキサエン酸)が豊富です。この二つは不飽和脂肪酸の仲間で、どちらも中性脂肪を減らします。油は油でも、**魚の油は内臓脂肪を付きにくくしてくれる**のです。

このうちＥＰＡには血管の中で血の固まりができるのを防ぐ作用もありますし、ＤＨＡは中性脂肪に加えて悪玉コレステロールも減らします。中性脂肪は悪玉コレステロールに働きかけて動脈硬化を進行させるため、この二つが減れば動脈硬化の予防につながります。

ＥＰＡとＤＨＡは、動脈硬化を原因とする心臓病と脳卒中だけでなく、糖尿病、大腸がん、乳がん、肝臓がん、さらには認知症の発症率を下げると報告されており、厚生労働省はＥＰＡとＤＨＡを合わせて1日１０００ミリグラム摂取するようすすめています。これらはすべて、発症に内臓脂肪の蓄積が関係する病気ですね。

これを受けて、さっそくサプリメントが出回り始めました。コマーシャルでは山のようなお造りの写真を見せて、「これだけのマグロを毎日食べるなんて、できますか？」というナレーションが流れます。

でもご用心。あれは一種のトリックです。ＥＰＡとＤＨＡの量は魚の種類によって大きく違い、**マグロの赤身には少ししか入っていません**。マグロは、これらの成分の大部分がトロに集中しています。図22に、食べられる部分１００グラムに含まれるＥＰＡとＤＨＡ

の量を魚の種類ごとにまとめました。

マグロの赤身100グラムに入っているEPAとDHAは合わせて150ミリグラムくらいですが、背中の青い魚には、この10倍以上含まれています。ブリ大根一皿、サンマ塩焼き一尾食べれば、EPAとDHAをたっぷり2日分摂取できます。**EPAとDHAは皮や血合いにも豊富**ですから、魚はきれいに食べてください。忙しい人は、総菜コーナーで出来あいの味噌煮を買って帰ったってよいのです。

内臓脂肪に効く海藻を分解できるのは日本人だけ

海藻も違う形でがんばっています。以前は、海藻を食べても、そのまま出て行くだけと考えられていました。それが近年、**日本人の腸には海藻を分解する特殊な腸内細菌がいる**ことが明らかになりました。これはほぼ日本人だけの特徴で、他の国には海藻を分解できる人は少ししかいないようです。

この腸内細菌は、海藻を分解してエネルギーを引き出すだけではありません。分解の過程で短鎖《たんさ》脂肪酸という物質が発生します。まだ動物実験の段階ではありますが、短鎖脂肪酸は内臓脂肪の細胞が中性脂肪を取り込んで大きくなるのを防ぐとともに、交感神経を刺激してエネルギー消費を高め、脂肪をたまりにくくしています。

短鎖脂肪酸は海藻からだけ発生するわけではなく、水に溶ける水溶性食物繊維を腸内細菌が分解すると生まれます。日常生活でたくさん食べられる食品でいうと、**海藻**、**キノコ**、**山芋**、**コンニャク**、**ゴボウ**、**オクラ**、**納豆**に豊富で、ゴボウを除くと、ぬるぬるした部分に含まれています。

玄米、大豆、魚、そして海藻やキノコを食べれば、内臓脂肪が付きやすい日本人の弱点を補える可能性があるということです。

昔の日本人は内臓脂肪と無縁だった

ここまで見たように、日本人は内臓脂肪がたまりやすい体質を持っています。ところが、昔の人は内臓脂肪がほとんど付きませんでした。その証拠に、**糖尿病**、**動脈硬化**、さらに**は大腸がんや乳がんになる人が非常に少なかった**のです。

これらの病気がはっきり増え始めたのは1960〜1980年代のことです。この時期に日本人の総コレステロールの平均値が上がりました。かつては米国人の数値よりはるかに低かったのが、1980年ごろからぐっと上がり、米国人と近いレベルになっています。

（脳梗塞・脳出血：平成23年厚生労働省人口動態統計特殊調査、糖尿病患者数：厚生労働省患者調査、大腸がん死亡率：厚生労働省人口動態統計年報、乳がん発症率：国立がん研究センターがん対策情報センター地域がん登録全国推計によるがん罹患データ、総コレステロール値：第3次、第4次厚生省循環器疾患基礎調査、第5次厚生労働省循環器疾患基礎調査より作図）

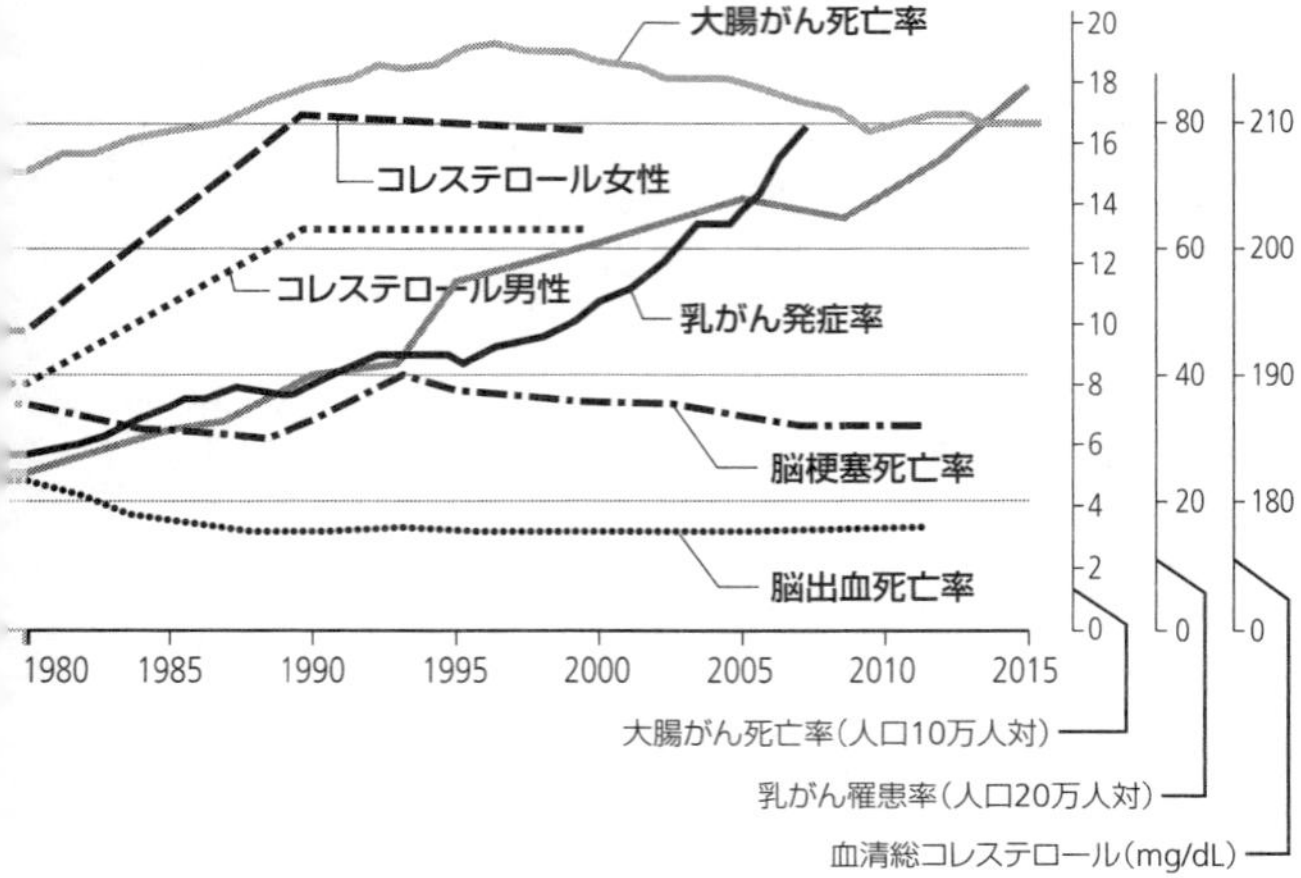

これらの病気がどのように増えたか、一目でわかるグラフが図23です。これは、脳梗塞による死亡率、糖尿病の患者数、大腸がんによる死亡率、乳がんの発症率、そして日本人の総コレステロール値の時代による変化を重ね合わせたものです。いずれも1960〜1980年代に同じような曲線を描いて上昇していますね。図14で見た男性の肥満率も、この時期に上昇を続けたのをおぼえていますか。

その反面、内臓脂肪と関係しない脳出血による死亡率は減り続けています。この図で脳梗塞による

図23　1960〜1980年代に何が起きたか

脳梗塞による死亡率、糖尿病の患者数、大腸がんによる死亡率、乳がんの発症率、総コレステロール値の時代による変化を一枚のグラフに重ねました。同じような時期から、よく似た曲線を描いて上昇しているのがわかります。内臓脂肪と関係しない脳出血は減り続けています。

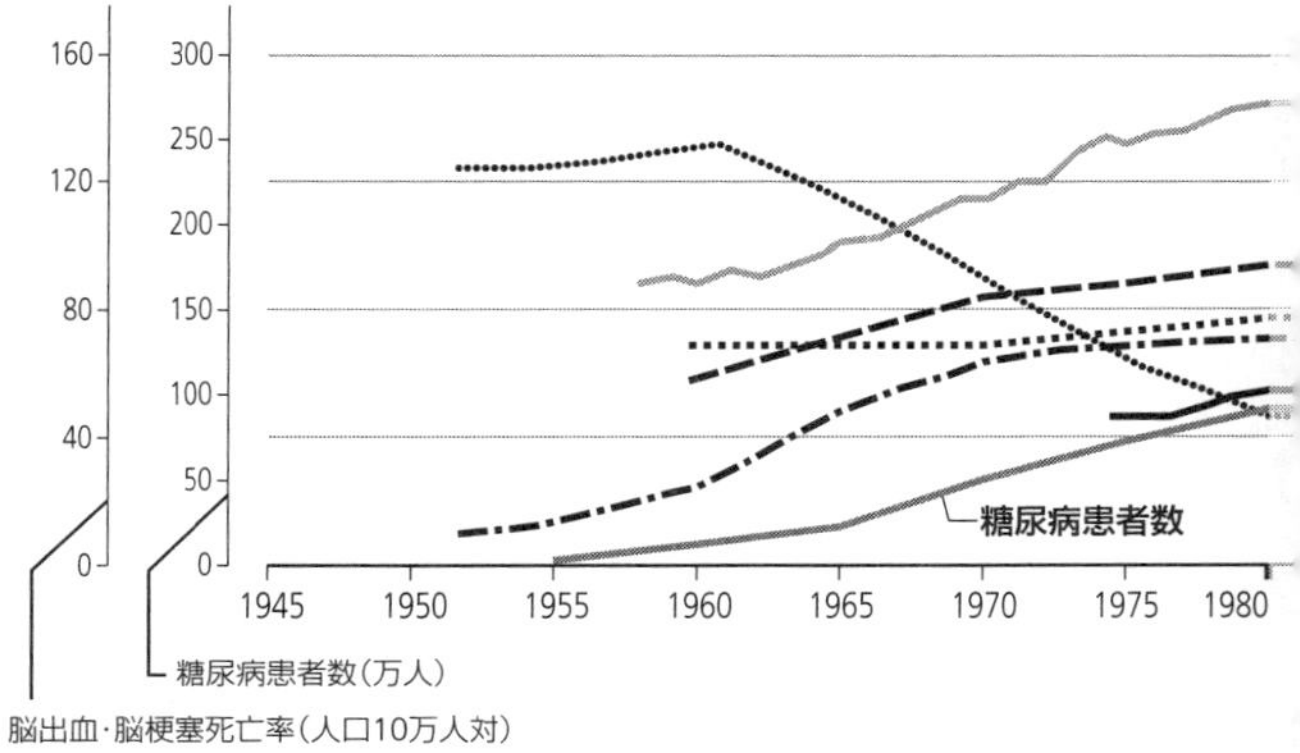

死亡率が1990年代前半に上がったように見えるのは、死因の分類のしかたが変更になったからです。

内臓脂肪の蓄積を背景とする病気が、相次いで増加したのはなぜでしょう？

その最大の原因が、ご存じ、**食の欧米化**であることは、米国に移住した日系人の調査からわかります。

日系人は米国の生活になじむにつれて、お米、魚、大豆など、日本人が昔から食べてきた食品の代わりに、肉、乳製品、パン、ファストフードなどの現地式の食事をするようになります。

すると、心臓を流れる血管の動脈硬化や、糖尿病、大腸がんの発症率が次第に上がり、日本で暮らす日本人とくらべて、それぞれ3倍、2〜3倍、3〜4倍高くなります。

日系人の遺伝子は日本人と同じですから、この増加は純粋に食生活の変化によるものです。ただし、最近は、日本国内で食の欧米化が進んだために、日本で暮らす日本人と、日系人の発症率にあまり差がなくなっているといわれています。

食の欧米化にまつわる誤解

食の欧米化というと、カロリーの高い食品とか、砂糖を多く含む食品がよくないのだろうと考えがちです。ところが日本人の内臓脂肪を増やした犯人は、カロリーや砂糖の摂り過ぎではありません。

少し意外かもしれませんが、このいずれも1970年をピークに摂取量は減少を続け、バブル景気のころも低下の一途をたどっています。**現在の日本人が1日に摂取するカロリーは終戦直後より少ない**のです。

では、食の欧米化の何が問題なのでしょうか。この疑問の答えとなる論文が2014年に発表されました。この研究は、東アジアから米国に移住した人たちと米国白人を対象に、糖尿病に関する数値が食事によってどう変わるか調べたものです。

東アジア人は日本人と同じく内臓脂肪が付きやすく、体質がよく似ています。研究で使った食事は二種類で、一方は米国式の食事、もう一方は私たちが普段食べている和食より炭水化物と食物繊維がさらに多く、脂肪が少ない食事でした。

食事内容を変えると、驚くほどの効果があらわれました。東アジア系米国人は、米国式の食事を食べるとインスリンの効き目が悪くなり、その逆に、食物繊維と炭水化物が多く、脂肪が少ない食事を食べるとインスリンの効き目が上がったのです。さらには、悪玉コレステロールの数値が下がる傾向まで見られました。

日本人を含む東アジア人の体には、食物繊維と炭水化物が多く、脂肪が少ない、昔ながらの食事が合っており、こういう食事をしていれば内臓脂肪が付きにくいと考えられます。言い換えると、**脂肪が多く、食物繊維と炭水化物の少ない食事こそ、食の欧米化の正体**なのです。

幸いなことに、近年、日本人の脂肪の摂取量は頭打ちになり、糖尿病も予備軍の人数が減少を続けています。図23からわかるように、総コレステロール値も1990年ごろに上昇が止まり、脳梗塞も同じころから減り始めました。大腸がんによる死亡率も１９９０年代後半から低下に転じています。

健康志向が高まるなかで、内臓脂肪の危険から抜け出す人が増えてきたことがわかります。

夜遅い時間に食べると本当に太るのか

ある調査によると、帰宅が遅いために、**夕食から寝るまでの時間がわずかしかない人が男性は６割、女性は４割にのぼる**そうです。

朝から夕方まで働く一般的な仕事についている正社員の人を対象に、平日の夕食開始時間を調べた統計からは、30代に入るころから夕食の時間が遅くなることがわかります。もっとも遅いのが30代後半から40代後半の働き盛りの世代で、平均で夜8時近くなってから夕食を食べ始めています。

残業に追われ、気がついたらおなかに脂肪がたっぷり付いていたという人もいるでしょう。仕事で遅くなるのはしかたないとはいえ、理想としては、夕食は早めにすませるほうがよいのでしょうか。

夕食の時間が遅かったり、夜食を摂ったりすることで、夜間に摂取するカロリーの割合が1日の摂取カロリー全体の25パーセントを超えると、健康によくない影響がおよぶといわれています。これを**夜食症候群**といい、厚生労働省はメタボリックシンドロームにつながるおそれがあると注意を呼びかけています。

ところが意外なことに、**遅い時間に食べるとなぜ太りやすいのか**については、完全に解明されているとはいえません。それどころか、食事内容も運動量も体格も同じ人が2人いるとして、片方の人だけ夕食の時間が遅かったら、その人だけ太るのかについても、厳密な研究で確かめられているわけではないのです。

いくつかある説明のなかで注目されているのが、脂肪細胞から分泌される善玉物質、レプチンが減るというものです。レプチンは、普段は脂肪がたまると分泌が増えて、食欲をおさえる働きをしています。ところが夜遅い食事が続くと、**レプチンの作用が低下して食欲が高まってしまう**のです。

また、脂肪の合成を促すＢＭＡＬ１《ビーマルワン》という蛋白質があります。面白いことに、このＢＭＡＬ１は夜になると濃度が上がります。そのため、夜間にエネルギーを脂肪の形でたくわえて、翌日の活動に備えているのだろうと考えられています。遅い時間に食べたものは、

BMAL1の働きで脂肪に変わりやすいかもしれません。

さらには、食事誘発性熱産生（DIT）が低下するという説明もあります。DITは食べたものを分解する際に出る熱のことです。食事をすると体が温かくなって、なかには汗をかく人もいますね。これがDITで、遅い時間に食べるとDITが低くなるようです。こうなると消費するエネルギーが少なくなるので脂肪が増える可能性があります。

これに加えて、夜は腸の消化活動が盛んで食べたものが吸収されやすいとか、インスリンが脂肪の合成を促進するなどの主張もあります。どの説明にも科学的なデータがあり、おそらくは、いくつもの現象が重なって起きていると思われます。

しかし、**長い目で見て実際に内臓脂肪が増えるかは別問題**です。

それは、どんな時間に食べたって、100キロカロリーは100キロカロリーだからです。夜の100キロカロリーが、グリコーゲンの形で筋肉にたくわえられる代わりに内臓脂肪になったとしても、翌日エネルギーを使えば同じことです。脂肪の蓄積は家計と同じで、基本は収入と支出のバランスです。摂取したエネルギーから消費したエネルギーを引き算して、残った分しか脂肪になることはありません。

夜遅い時間に食べて太ったとしたら、食べ過ぎによるものだと思います。遅くまで仕事して、ようやく帰宅できた解放感から、ビール片手に脂っこいおかずを食べたり、自分にごほうびとアイスクリームを平らげたり、冷たい果物を食べ始めたら止まらなくなったりした経験は誰にでもあるのではないでしょうか。これだけのものを食べれば脂肪が付いて当たり前です。

こんなことにならないようにするために、**本来の終業時間である夕方に、何か口に入れておきましょう。**アルコールのところで書いたように、炭水化物は満腹感を与えてくれますし、素早くエネルギーになります。ここでも便利なのがおにぎりですね。

帰宅してから食べる夕食は、おにぎりの分だけカロリーを減らします。**脂肪が少なく、野菜からビタミンを摂取できるような料理**にすれば、胃腸に優しく、ぐっすり眠れます。

「朝食を抜くと太る」に医学的根拠はない

夜ふかしして朝起きられず、朝食を食べずに登校する子どもが問題になっています。こんなニュースを聞くと、それじゃ授業に身が入るわけがないと感じる人が多いでしょう。大人だって一緒だ。食べなきゃ仕事にならないし、朝食を抜くと太るっていうよね。だから、時間がないときはコンビニで買って、会社で急いで食べるようにしているよ。

ご飯とお味噌汁であれ、トーストとコーヒーであれ、朝の食卓の香りは頭をすっきりさせ、食欲をかきたてます。家族の笑顔があって、ささやかな幸せを感じるひとときです。しかし、**日本で誰もが朝食を摂るようになったのは300年くらい前**のこと。朝食の歴史は意外に浅いのです。

日本は夏が蒸し暑いので、農民は夜明けとともに田畑に出て、気温が上がる10時くらいになったら家に戻り、そこで朝と昼をかねた食事をしていました。そして夕方に晩の食卓を囲み、暗くなると床についていたのです。身分の高い人も同様で、1300年代の記録によると、後醍醐天皇は朝食を正午ごろ、夕食を夕方4時ごろ召し上がっていたそうです。

そんな**日本人が1日3食食べるようになったのは元禄時代、西暦1700年ごろ**といわれています。その理由として、1657年の「明暦の大火」のあと、江戸の町を復興するために多くの職人さんが集まり、外食産業が栄えたこと、そして、照明用の菜種油の普及により、夜遅くまで活動できるようになって、生活パターンが変化したことがあります。

では欧米はどうかというと、米国で朝食が当たり前になったのは、1910年にエジソンが電気トースターを発明したのがきっかけという説があります。このトースターで大もうけしようと考えた業者が、朝食の大切さを説いて回ったというのですね。

ただ、ヨーロッパでは、16世紀には朝食を食べる習慣が定着していたようですから、エジソンのトースターの話は、そのおかげで朝の食卓が豊かになったという意味でしょう。中世以前のヨーロッパでは、朝食は子どもや高齢者、病人など、弱い人が食べるものと考えられていたようです。

人の体が数百年で大きく変わることはないでしょうから、**朝食を食べないだけで病気になるとはちょっと考えられません**。実際に、朝食を食べる習慣がない人がときどきいます。子どものころは普通に食べていたものの、大人になってから、むしろ食べないほうが体調がいいことに気づいた、というのがその理由です。

もちろん、この逆に、朝食を抜くと集中できないという人も大勢いますが、それは、ずっと朝食を食べてきたことで、体のリズムがそれに合わせてできているからです。

でも、朝食を抜くと脂肪が付きやすくなるのでは？

いいえ、その心配もないと思います。先に述べたように脂肪の蓄積は収入と支出のバランスで決まります。摂取したエネルギーより、消費したエネルギーのほうが大きければ太ることはありません。1日に摂取するカロリーが同じであれば、これを**2回に分けて摂っても、3回に分けて摂っても、たいした違いはない**はずです。

問題は食べ過ぎなのです。朝食を抜いたら太ったという人は、その分、昼食でドカ食いしていないか、かえりみてください。

朝食を食べるかどうかは、これまでの習慣や生活パターン、そして、食べるのと食べないのとで、どちらが体調がよいかにもとづいて、それぞれ判断すればよいでしょう。ただし、**小さな子どもは胃が十分に発達していない**ため、1回に少しずつ、何回かに分けて食べる必要があります。子どもがおやつを食べるのは、このためです。健康な大人であれば、1日2食でも3食でもかまいません。

大切なのは、自分が何をどれだけ食べているか頭のすみでチェックすることです。目の前の1食だけを気にするのではなく、**1日単位、1週間単位、1カ月単位**で考えてください。昼に食べ過ぎたら夕食を軽くすればよいし、飲み会があったら、それから3日くらいひかえればいい。月初めに歓送迎会が続いたら、月末まで用心して過ごせばよいのです。

内臓脂肪は普通預金です。付きやすいけれど落ちやすい。手綱を放してしまわない限り、いっとき増えても、まもなく消えていくはずです。

ストレス食いの正体は?

強いストレスは男性ホルモンの分泌を減らすため内臓脂肪が増える、という話、おぼえていますか？　また、ストレスは食欲を高めます。行き詰まるとどうにも気持ちが落ち着かず、何か食べずにいられない。よくありますよね。とりわけ**肉やお菓子などカロリーの高いものが欲しくなる**から困ります。

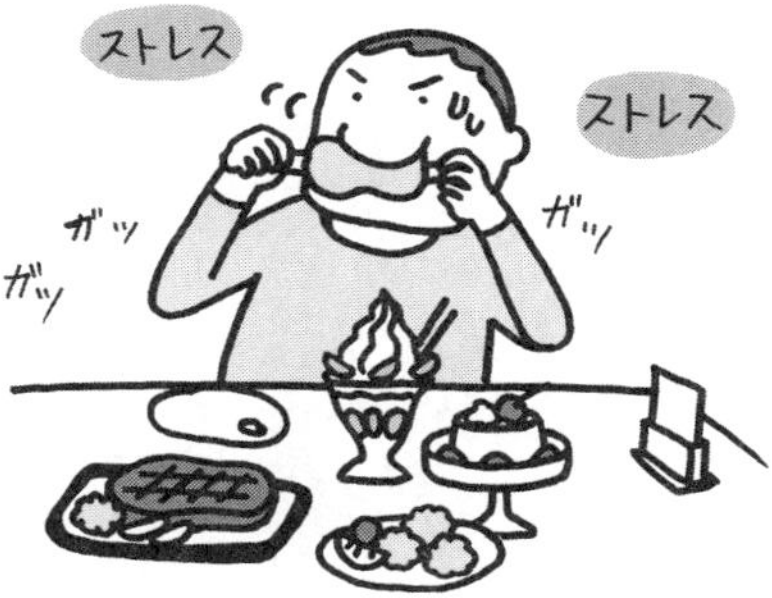

ストレスを感じると、これに対抗するため交感神経の活動が高まります。交感神経は心臓の動きを強め、血圧を上げて血液を脳と筋肉に集中させる神経です。戦いに備えるためですが、腹が減っては戦ができぬ。それとともに食欲をしずめるレプチンの活動がおさえられ、食欲が高まるとされています。

その一方でストレスは不安をかきたてます。普段、心を穏やかにする働きをしているのは脳で分泌されるセロトニンという物質です。ところが、強いストレスを受けると、このセロトニンが減ってしまいます。

気持ちが高ぶったままでは判断をあやまるおそれがあるため、脳はセロトニンを急いで増やして精神を安定させようとします。

それには、セロトニンの原料を豊富に含む肉類と、この原料を脳に運ぶのに必要なインスリンの分泌を促す、甘いものを食べるのが都合がよいのです。

こうして、つい肉やお菓子を食べてしまい、ここに、他のさまざまな反応が重なることで内臓脂肪が付いていきます。

何かを食べて気持ちを落ち着かせるのは悪いことではありません。それでリラックスできて、ものの見かたを変え、対処法を考えるきっかけになるなら、むしろよいことです。ただし、だらだら食べてはいけません。**決めた量だけ食べたら終わりにしましょう**。

ストレスのもとをすっかり消してしまえればよいのですが、そりが合わない上司がいても自分で異動させるわけにはいきませんし、口うるさい隣人がいたって引っ越すのは簡単ではありません。しかし、それとは別に、現代社会においては、自分で心と体の緊張を作り出し、慢性的なストレス状態にある人が増えています。

早食いは太るといいますね。時間に追われて急いで食べているうちに早食いが習慣になって、気がつくと10キロも太っていた、なんて話もよく聞きます。

これには、脳にある満腹中枢が働くのに少し時間がかかることが関係しています。胃に食べものが入ると満腹シグナルが脳に送られ、満ち足りた気持ちになりますが、**早食いの人は、この信号が出る前に必要以上に食べてしまう**のです。

これでは内臓脂肪が減るはずがありません。食べる速度を意識して落とすことが大切です。そして、これには別の効果もあります。

早食いするとき、人は自分で気持ちを駆り立てて交感神経を刺激しています。わざわざストレス状態に身をおいているのです。では、意識してゆっくり食べたらどうなるでしょうか？

人の体はうまくできていて、こうなると自然に副交感神経が働き始めます。リラックスをもたらす神経です。ストレスがないときの行動をまねることで、いわば脳が勘違いして副交感神経の活動を促し、交感神経をしずめてくれます。

忙しい人ほど、**食事の時間をリラックスタイムにしてください**。ほんの15分、いえ10分でもいいから仕事を忘れて、新聞もスマホも見ずに、ぼんやりしながら食べましょう。

静かに箸を動かしていると、次第におなかがふくれます。これを感じてください。よく嚙んで食べると食事誘発性熱産生が高まって、カロリーを余分に消費できるというデータもあります。

行動を変えれば、ストレスのかなりの部分を手放すことができます。オフィスを出たら、ゆっくり歩いて帰りながら空を見上げましょう。いつのまにか季節が変わり始めていますね。

忙しい、忙しいと思い込み、おなかの脂肪をこれまで後回しにしてきました。でも、意外と簡単に落とせそうです。そろそろ、おさらばするか。体をいたわってやれば、自分もまだまだいけるんじゃないかな。……こんな気持ちがわいてきませんか？

第4章 内臓脂肪が落ちる生活習慣

内臓脂肪が付きにくい体質に変われるか

日本人男性に内臓脂肪が付きやすいのはわかった。これはしかたない。でも、食べものと食べかた次第で内臓脂肪は減らせるんだな。さっそく4枚切りのトーストを6枚切りに代えたよ。これはずっと続けるつもり。でも、どうなんだろう、こうやって気をつけていたら、そのうち内臓脂肪が付きにくい体質になる、なんてことはないのかな？

体質は遺伝によって生まれつき決まっている部分と、生活習慣や環境の影響を受けて変化する部分が重なり合ってできています。そのため、体質のなかには、食生活を整えることで改善できるものがあります。しかし、残念ながら、**内臓脂肪が付きやすい体質は遺伝で決まっており、変えることができません**。日本人が瞳を青くできないのと同じです。

でも、がっかりしないでください。**内臓脂肪がちょっと付いても、すぐ燃えて消えていく**、そんな体質になることはできます。それが運動の効果です。しかも内臓脂肪は皮下脂肪とくらべて脂肪の合成と分解が活発なので、たまりやすい反面、効果的に取り組めば皮下脂肪より先に落ちるのでしたね。

さて、ここまでは専門家の意見が一致していますが、具体的にどんな運動を、どのように実施すべきかについては、さまざまな考えかたがあります。有酸素運動がよい、それも20分以上続けないとだめだという人もいれば、いや、筋力トレーニングで筋肉を付けるのが一番だとか、有酸素運動と筋トレをこういう順番で、このくらいやるべきだという主張もあります。

なぜすっきり結論が出ないかというと、年齢や性別、運動経験の有無はもちろん、その人の脂肪の付きかたから筋肉の力、それを支える骨格、持久力、運動する場所にいたるまで、**運動の効果に影響する要因が無数にある**からです。

人の体は複雑です。鍛え抜かれたアスリートのトレーニングメニューを一般の人がこなすのは無理ですが、仮にがんばってついていったとしても、同じように体が大きくなり、脂肪が落ち、スタミナが付くことはないでしょう。他の条件が違い過ぎるからです。

それと同時に忘れてならないのが私たちの目的です。男性は筋肉が付いて引き締まり、腹筋が割れた鋼の体に！　女性はエクササイズでデトックスできて、内面から輝くような美しさ。さらにバストアップも！　雑誌やインターネットのウェブサイトにはこんな文字が躍っています。でも、今は**内臓脂肪を落とすことに集中**しましょう。目的が定まっていないと気持ちがブレて、意欲も続かず、あぶはち取らずになるからです。

運動とかトレーニング、エクササイズと聞くと尻込みしたくなるかもしれません。仕事や家事、育児、さらには介護で忙しく、ジムに行けない人も大勢いるでしょう。しかし、昔はジムがなかったのに、日本人は内臓脂肪がほとんど付きませんでした。お金をかけず、特別な器具を使わなくても、おなかはしぼれます。

あと3000歩多く歩けば脂肪が落ちる

体を動かす習慣が、高血圧、糖尿病などの生活習慣病の予防と改善に役立つことを示す研究は無数にあります。とくに**有酸素運動は行えば行うほど内臓脂肪が減少する**ため、厚生労働省は以下のいずれかの方法で有酸素運動を実施するよう、すすめています。

・息がはずむ程度の運動を30分間、週に5日以上行う。
・1日の歩数をそれまでより3000歩増やす。これは、おおむね30分の歩行に相当する。

どちらかにこだわる必要はなく、運動できない日は遠回りして歩いて帰る、というふうに、柔軟に実施すればよいのです。大切なのは続けることです。日本高血圧学会、日本糖尿病学会、日本動脈硬化学会も、これと同程度の有酸素運動がそれぞれの病気に有効だとしています。

健康ブームのなかで、有酸素運動という言葉はすっかり有名になりました。ここでおさらいしておくと、有酸素運動とは、酸素を十分取り入れながら、あまり強くない運動をじっくり行うことをいいます。

その代表がウォーキングとかジョギング、サイクリング、水泳です。ウォーキングといってものんびり散歩するくらいではいけません。厚生労働省の提案に「息がはずむ程度の運動」とあるように、かなり速足で汗ばむくらいの速度で歩いてください。**一緒に歩いているいる人と、かろうじて笑いながら話ができるスピード**が目安です。

では、この運動でカロリーをどのくらい消費するでしょうか。体重60キロの人が有酸素運動を30分間行うと90キロカロリー使います。普通盛りのご飯を小盛りにするのと同じくらいですね。

運動によって消費するエネルギーはその人の体重によって変わり、同じ運動をしても、重い人ほどカロリーを使います。それだけの荷物を背負っているのと同じなので、その分、エネルギーが必要だからです。

これに加えて、脂肪をひかえ、炭水化物を摂り過ぎないようにして、食事からの摂取カロリーを1日110キロカロリー減らしたとしましょう。運動による消費カロリーと合わせると200キロカロリーの減少になります。なんと**大きなバナナ2本分**です。

これを10ヵ月続けると、カロリー消費は60000キロカロリーに達します。あの公式を思い出してください。

腹囲1センチ＝内臓脂肪1キログラム＝7000キロカロリー

これに当てはめて計算すると、**10ヵ月で内臓脂肪が約8・6キログラム取れて、腹囲が約8・6センチ小さくなります**。これはもう、やるしかないでしょう。

ウォーキングとジョギングでくらべると、ジョギングのほうがカロリーを消費しますが、細かいことにこだわるより、無理せず長く続けることが大切です。

帰る時間が遅いから、ウォーキングするのは難しいですか？　ご心配なく。厚生労働省の2番目の提案を見てください。特別な運動の時間を設けなくても、1日の歩数をそれまでより3000歩増やせばよいのです。

日本人は意外に運動している？

毎年、世界人口の10パーセントにあたる人たちが、運動不足に関連する病気で死亡するといわれています。とくに肥満による健康障害は深刻で、先進国でも途上国でも大きな社会問題になっています。日本も例外ではなく、男性の肥満率が高止まりしていることは先に説明した通りです。

そんななか、米国スタンフォード大学の研究者らが、世界111の国と地域で暮らす72万人近い人を対象に、1日あたりの平均歩数を調べました。

これほど大規模な調査を実施できたのは、スマートフォンを活用したからです。歩数を計測できるアプリをスマートフォンに入れている人のデータを集め、年齢と性別、ならびに身長と体重から計算したBMIと合わせて分析しました。

こうして発表された論文によると、**世界の人の平均歩数は1日4961歩**でした。5000歩弱ですから、思ったより少ないですね。1日の歩数がもっとも多かったのは6880歩の香港で、もっとも少なかったのが約3500歩のインドネシアでした。

さて、日本はどうだったでしょうか？

なんとびっくり、6000歩も歩いていて、おもな国のなかでは**中国の約6200歩に続く世界2位**でした。米国は4800歩、ブラジルは4300歩です。米国人はジョギングやエアロビクスに打ち込む人が多いイメージがあるだけに、1日の歩数が世界の平均以下というのはちょっと驚きです。

この研究とは別に、運動不足の人の割合を調べた世界保健機関（WHO）の統計があります。これによると、**運動不足の米国人が43パーセントだったのに対して、日本人は65パーセント**にのぼりました。この統計では、ジョギングなどの適度な運動を行う時間が1週間に30分未満の人を運動不足としています。肥満大国である米国より運動量が少ないという結果は日本でも大きく報じられ、医療関係者に衝撃を与えました。

それなのに、今回の調査で日本人の平均歩数が米国を大きく上回っていたのはなぜでしょうか。

おそらく米国は、しっかり運動する人がいる一方で、まったく動かない人もかなりいて、この人たちが肥満率を押し上げているのでしょう。もしくは、ジムで鍛えてはいても、普段は車ばかり使う人が多いのかもしれません。

この研究では、それぞれの国の人の歩数にどのくらいばらつきがあるかも調べており、これによると日本人は歩数のばらつきが少なく、男女の歩数もほぼ同じでした。

つまり、日本はジョギングをしたり、ジムに通ったりするなどの運動習慣を持つ人は少なくても、**誰もが日常生活のなかで意外に歩いている**のです。大変よいことです。ただし、内臓脂肪を落とそうと思うと、あと一歩、足りません。すでに6000歩、歩いているのですから、あと3000歩、せめて2000歩増やすのが理想です。

駅までバスを利用しているのを徒歩か自転車に代えてもいいですね。片道10分なら往復20分ですから、あと10分だけ歩くなり、ジョギングなりすればいい。エアロバイクを持っているなら、テレビを観るときは必ずこぐことにすれば、30分なんてあっというまです。

コマ切れ運動でも同じようにやせられる

こうなると気になるのが運動の継続時間です。有酸素運動は20分くらい続けないと脂肪が燃えないと聞きますが、通勤時間にコマ切れで歩くのでもよいのでしょうか？

有酸素運動は20分以上続けなさいといわれるようになったのは、運動を開始して最初の20分間は炭水化物がエネルギー源として使われて、脂肪が燃え始めるのは20分たってからと考えられていたからです。しかし、ここには少し誤解があります。

動かずにじっとしているときでも、姿勢を保ち、呼吸や消化を行うために筋肉は活動しています。このときのエネルギー源は脂肪です。正確にいうと脂肪酸で、脂肪細胞に含まれる中性脂肪が分解されて血液中に出てきたものです。

さて、筋肉を動かして運動を開始すると、必要なエネルギー量が一気に高まります。こうなると、グリコーゲンとして筋肉にたくわえられている炭水化物が分解されてエネルギーになります。グリコーゲンは脂肪より使い勝手のよいエネルギー源なのでしたね。100メートル走から400メートル走くらいの短距離走は、グリコーゲンの分解速度で勝負が決まるといわれるほどです。

やがてグリコーゲンが少なくなると、脂肪が分解されてできる脂肪酸がおもなエネルギー源になります。ここから脂肪の分解がどんどん進み、120分以上続くマラソンなどでは、ほとんど脂肪酸が使われます。けれども、運動を開始してから20分間はグリコーゲンを使い、そこからあとは脂肪酸、とはっきり線が引けるわけではありません。

脂肪の分解は運動開始直後から始まりますし、グリコーゲンの消費も、グリコーゲンが少なくなるにつれて減っていきます。20分という数字はグリコーゲンがなくなる目安であって、**たとえ5分しか運動しなくても脂肪は燃える**のです。

そのため、コマ切れで有酸素運動を実施しても、継続して実施しても、脂肪の消費はそれほど変わりません。こうなると**有酸素運動の合計時間**がものを言います。30分間ジョギングするのに越したことはないものの、それができなくても、7分間のコマ切れ運動を5回やれば運動時間の合計が長くなります。

これまであまり体を動かしてこなかった人は、脂肪を分解してエネルギーを取り出す力が弱いとされています。そのため、初めのうちはなかなか脂肪が減らないかもしれませんが、**有酸素運動を続けるうちに力が付いて、脂肪が簡単に燃える**ようになってきます。継続は力なり、ですね。

グリコーゲンと脂肪のどちらがエネルギー源になるかは、運動の強さの影響も受けます。激しい運動はグリコーゲンを多く使い、軽くて、長時間続けられるような運動は脂肪を使う傾向があります。

ただし、強い運動を行うと、運動を終えたあとも脂肪の燃焼が続くため、トータルで考えると内臓脂肪の減少に大きな差はないようです。自分にできる運動をすればよいのです。これなら何とかなりそうですね。

有酸素運動で生活習慣病を防ぐ

では、こうやって内臓脂肪を少しずつ減らすと、生活習慣病に関連する数値は実際に改善するのでしょうか。

はい、もちろんです。先に書いたように、高血圧、糖尿病、動脈硬化に関する専門学会は、いずれも**有酸素運動が病気の予防と改善に役立つ**としています。

このうち日本高血圧学会は、きつめの有酸素運動を1日に30分以上行うようすすめています。

なぜ高血圧が有酸素運動で改善されるのでしょうか。

動脈の内側の壁をおおう細胞を内皮《ないひ》細胞といいます。この細胞は血管の壁を中から支えるだけでなく、さまざまな物質を分泌しています。そのなかに、血管を広げて血圧を下げる一酸化窒素《ちっそ》という物質があるのです。一酸化窒素の産生が減ったり、その働きが悪くなったりすると血管が広がりにくくなって血圧が上がります。

有酸素運動は**内臓脂肪を減らすだけでなく、一酸化窒素を増やす**作用があります。運動開始から2週間くらいすると効果があらわれ始め、上の血圧が平均で7・4㎜Hg、下の血圧が5・8㎜Hg下がると報告されています。

有酸素運動の種類は何でもよいのですが、片手で楽に握れる大きさのボールやゴムまり、小物を握ったり、手を開いたりする、繰り返し動作をすると血管が刺激され、一酸化窒素の分泌が増えると主張する専門家もいます。これだけを30分続けるということではなく、歩いたり自転車に乗ったりするのが基本で、追加の運動としてボールを握るということでしょう。

注意が必要なのは運動する時間帯です。朝起きて1〜2時間後と、夕方から夕食どきは血圧が上がりやすく、このタイミングの運動はおすすめできません。とくに**空腹のまま運動すると心臓に負担がかかります**。血圧が気になる人、運動に慣れていない人は、これらの時間帯を避けて運動してください。安全に、長く続けることのほうが大切です。

日本動脈硬化学会は、有酸素運動をできれば毎日、1日30〜60分間、もしくは1週間に合計180分以上行うようすすめています。このペースで運動すると、3ヵ月で血管年齢が5歳くらい若返るというデータがあります。

そして糖尿病についても有酸素運動の効果がよく研究されています。デスクワークなどで座っている時間が1日あたり1時間長くなるごとに、糖尿病の発症率が22パーセントも上がるという報告があるように、**運動不足は糖尿病の大敵**です。

その逆に強い味方がこちらです。有酸素運動を3ヵ月続けると、内臓脂肪が減って、善玉アディポネクチンの分泌が明らかに増えるというデータがあります。また、有酸素運動は心臓と肺を強くするため、持久力、いわゆるスタミナが付きます。**持久力が高い人ほどインスリンの効き目が上がる**ことも示されています。

実際に、4キロメートルの軽いジョギングを週に5回以上、1年間続けた調査では、インスリンの効き目がぐんぐん上がり、1ヵ月後には運動を始める前の2倍に、1年後には3倍以上になりました。軽い有酸素運動であっても、**頻繁に実施し、長く続けることで大きな効果が生まれる**のです。

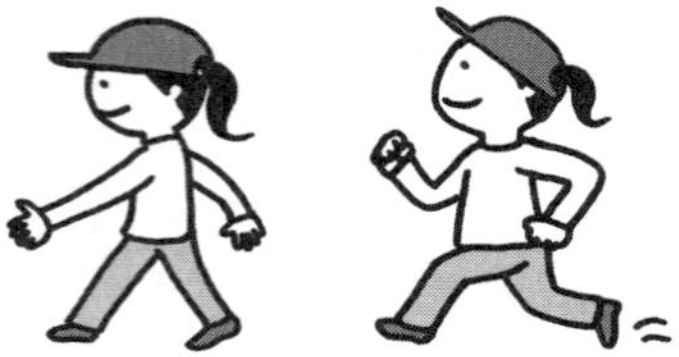
ウォーキングでもジョギングでも大丈夫。
間隔を開けずに長く続けることが大切

これまでに見てきたように、内臓脂肪がたまるとインスリンの効き目が悪くなり、これを補うために膵臓がインスリンの分泌量を増やします。これにより生活習慣病だけでなく、がんや、それ以外の病気が起こりやすくなるのでしたね。有酸素運動によってインスリンの効き目が高まれば、さまざまな病気を予防できる可能性が大きくなります。

ここに食生活の改善をプラスすれば鬼に金棒でしょう。糖尿病の予備群の人を対象に北欧フィンランドで行われた研究によると、脂肪が少なく食物繊維が豊富な食事を取って、毎日30分間有酸素運動をしたグループは、何もしなかったグループとくらべて本物の糖尿病に進む人が半分しかいませんでした。

有酸素運動は穏やかな運動ながら、確実に内臓脂肪を減らし、生活習慣病に関する数値を改善させます。大切なのはとにかく続けることです。せっかく効果が出ても、**やめてしまうと2週間でもとに戻る**といわれています。

ウォーキングでがんを防げるか

脂肪の蓄積と関連するとされるがんに、大腸がん、食道がんの一部、子宮体がん、膵臓がん、腎臓がん、乳がん、肝臓がんがあることは第2章で説明しました。この他に前立腺がんについても研究が進められています。

では、有酸素運動によって、これらのがんを予防することはできるのでしょうか。

これまでに無数の調査が行われ、一部のがんについては、その効果が確認されています。

たとえば、日本人約6万5000人を対象とした大規模な調査によると、立つ、歩く、走る、重いものを持つ、激しいスポーツなど、すべてをひっくるめた身体活動が多い男性は、大腸の大部分を占める結腸のがんの発症率が40パーセントも低くなりました。運動によって内臓脂肪が減少し、**高い濃度のインスリンによる発がん作用が起きにくくなる**から と考えられます。

また、日本人女性5万人を対象にした調査からは、とくに閉経後の女性がスポーツや運動を週に3回以上行うことで、**乳がんの発症率が30パーセントくらい下がる**ことが示されています。米国でも、早歩きなどの適度な運動を週に2時間半、もしくはランニングなどのきつい運動を週に75分以上行っている女性は、乳がんの発症率が40パーセント以上低いというデータがあります。

さらには前立腺がんについても、米国で行われた調査で、体を動かす仕事についている男性は、そうでない男性とくらべて、前立腺がんになる確率が半分ほどしかないという結果が得られています。

では、がん全体をながめてみましょう。日本人の男女合わせて約8万人を対象に、身体活動の量と、さまざまながんの発症率との関係を調べる大規模な調査が実施されました。これによると、**男性で運動による予防効果が大きかったのが結腸がん、膵臓がん、肝臓が**

んでした。胃がんの発症率は変わりませんでした。

これに対して、**女性で明らかに有効だったのが胃がんと肝臓がん**です。結腸がんも少し下がりました。乳がんは閉経後の女性に限ると効果がありますが、閉経していない若い女性を含めて調べると低下はわずかでした。そして、すべてのがんをひっくるめた発症率は、男性で13パーセント、女性は16パーセント低くなりました。

ここからわかるのは、男性の結腸がん、膵臓がん、肝臓がん、そして女性の胃がんと肝臓がん、閉経後の乳がんには身体活動が明らかに有効だけれども、運動がすべてのがんに効果があるわけではないということです。

がんは、飲酒、喫煙、食生活をはじめ、多くの要因が複雑にからみあって発生します。肥満は大きな原因ではありますが、運動は内臓脂肪を落とすための一つの手段に過ぎません。運動しているからと安心するのではなく、食生活を含む生活習慣全般をしっかり改善することが大切です。

筋トレにも効果がある

有酸素運動とならんで、おなかに効くといわれているのが無酸素運動、別名レジスタン

図24　運動でインスリンの効き目が上がる

有酸素運動を行う長距離走の選手と、無酸素運動を行う重量あげの選手、そして運動をしていない人でインスリンの効き目を比較しました。もっとも有効なのは有酸素運動でした。

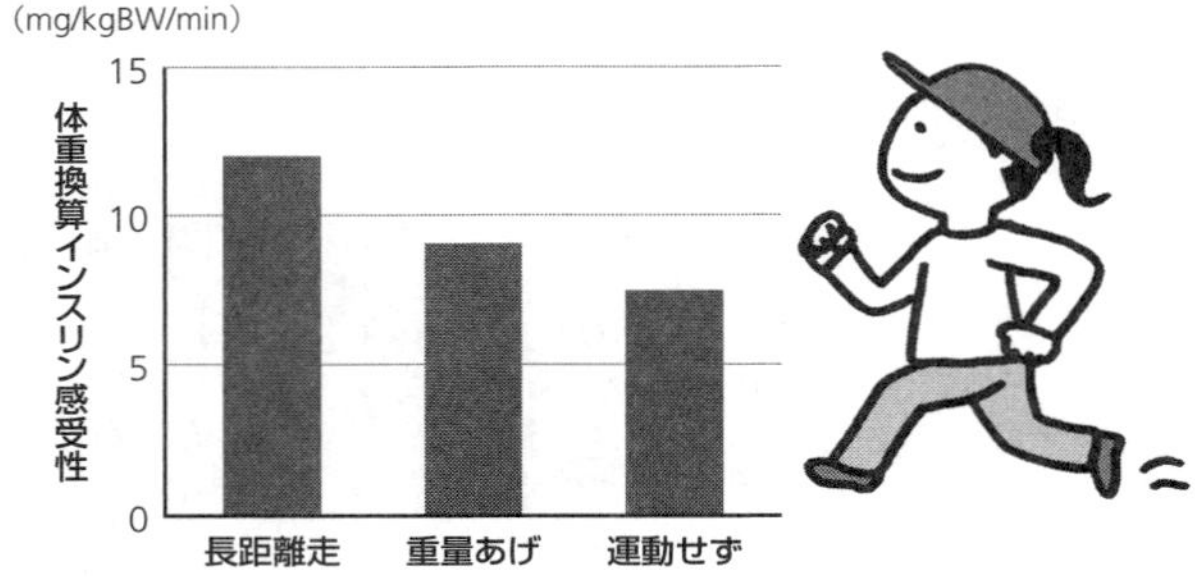

(「トレーニングの生化学」押田芳治『化学と生物』Vol 35,No.8,1997より)

ス運動です。大きな負荷をかけて瞬間的に力を入れるダンベル体操やスクワット、腕立て伏せ、腹筋運動などを繰り返すトレーニングのことで、この**無酸素運動もインスリンの効き目を高めます**。

有酸素運動のプロといえる長距離走の選手と、無酸素運動代表の重量あげの選手、そして運動をしていないグループを比較すると、インスリンの効き目がもっともよかったのが長距離走の選手で、それにはおよばないものの、重量あげの選手もインスリンの効き目が上がっていました。図24をご覧ください。

インスリンの効き目がよければ膵臓から余分なインスリンが分泌されずにすむため、

これまで見てきたさまざまな病気の予防につながります。これまで運動してこなかった人も心配ありません。たとえ**軽い運動であっても、続けることができればインスリンの効き目が高まる**のは先に見た通りです。

血液中のブドウ糖は細胞に入ってエネルギー源になり、あまった分がグリコーゲンの形で肝臓と筋肉に貯蔵されます。このとき全体の80パーセント前後が筋肉に入るので、筋肉の量が多ければ、それだけたくさんブドウ糖が取り込まれます。これによってインスリンが働きやすくなるため、筋肉が多いほどインスリンの効き目がよくなるのです。筋肉の量が10パーセント増えるごとに、インスリンの効き目が11パーセント上がるというデータもあります。

また、筋力トレーニングによって筋肉が増えると、基礎代謝が上がることも知られています。しっかり運動すれば、**運動を終えてから約48時間にわたって基礎代謝が高い状態が続く**という報告もあり、そのあいだも内臓脂肪が燃えます。さらに、疲れた筋肉が回復するときにも、脂肪を分解してできるエネルギーが使われます。これらの効果は有酸素運動では得られません。

脂肪を落とすと基礎代謝が下がる

これだけ聞くといいことずくめの無酸素運動ですが、注意すべき点がいくつかあります。まず、これまで筋トレしてこなかった人が、急に強い運動を始めると体調をくずすおそれがあることです。ケガもそうですし、とくに血圧が高めの人は無酸素運動で心拍数や血圧が上がる傾向が見られます。何かの病気で通院している人は、必ず主治医の先生の許可を得てから筋トレを始めてください。

もう一つは効果の問題です。筋肉には赤い成分と白い成分があるという話をおぼえていますか？　赤い成分は長時間にわたって働き、白い成分は瞬間的に大きな力を発揮します。この赤と白の割合は人種によって決まっていて、日本人は赤い成分が70パーセントを占めています。

ところが**筋トレで太くなるのは大部分が白い成分**なので、日本人が筋肉を付けようと思ったら、もともと少ない白い成分をがんばって鍛えるしかありません。

プロなみのメニューをこなせる人は別として、**一般の人が筋肉増強に取り組むのは効率が悪い**のです。とくに、慣れていない人は自分に合ったペースで鍛える必要がありますが、正直にいうと、その程度ではなかなか効果が上がりません。

さらにつらいのは、大変な努力で筋肉を増やしても、基礎代謝がほんの少ししか上がらないことです。筋肉が1キログラム付いたところで基礎代謝量の増加は1日あたりせいぜい20キロカロリー。これはキャラメル1粒分のカロリーで、これによる体重の減少は年に1、2キログラムとされています。

そして思わぬ盲点は、脂肪も基礎代謝にかかわっていることです。脂肪が1キログラム減ると基礎代謝が5キロカロリー下がります。ということは、筋トレで筋肉を1キログラム付けても、脂肪が2キログラム落ちたら、差し引きすると、基礎代謝は10キロカロリーしか増えないのです。

運動終了後も基礎代謝の高い状態が続くといっても、その上昇がこれだけでは、ちょっと物足りないですね。

内臓脂肪に一番効く運動はこれだ!

そうはいっても、無酸素運動がインスリンの効き目を高める効果は見逃せません。体に少し負荷をかけながら運動すれば、体内への酸素の取り込みを増やし、有酸素運動と同じように持久力を付けることもできます。**筋肉の強化は高齢になってからの転倒防止にも役**

立つでしょう。有酸素運動にも無酸素運動にも良い点があるのです。

では、内臓脂肪をもっとも効率よく落とすには、どんな運動が望ましいのでしょうか。

スポーツ選手ではない一般の米国人に有酸素運動と無酸素運動を行ってもらい、内臓脂肪がどれだけ減るかくらべた研究があります。

これによると、**有酸素運動のほうが消費するカロリーが67パーセント多く、内臓脂肪がよく落ちました**。研究者らは、有酸素運動と筋力トレーニングを組み合わせる場合も、有酸素運動を優先してメニューを組むようすすめています。

具体的には、**筋トレを軽く行ってから有酸素運動を行うのが有効**です。筋トレをすると、筋肉や骨を強くする成長ホルモンが分泌されます。成長ホルモンには血液中のブドウ糖と脂肪酸の濃度を高める作用があるため、ここで有酸素運動を行えば脂肪酸を消費できて、脂肪の分解をさらに促すことができるのです。

注意したいのは、**内臓脂肪を落としたいのか、筋肉を付けたいのかで最適な実施方法が異なる**ことです。内臓脂肪を落とすには、筋トレ→有酸素運動の順で実施するのがよいのですが、この順番だと蛋白質の合成がおさえられ、筋肉があまり付きません。

これに対して筋肉を付けるのが目的であれば、有酸素運動→筋トレの順で行うのが有効です。有酸素運動を先に行うと、筋トレだけ実施するより蛋白質の合成が高まります。その反面、脂肪の燃焼は少なくなりますから、今は内臓脂肪を落とすことに集中し、ブレずに継続してください。

筋トレは10分くらい、少し汗ばむ程度行えば十分でしょう。ジムに通わなくても、自宅で腕立て伏せを30回とか、1分間の縄跳びを休みながら繰り返すだけで効果があります。

ただし、現時点でかなり体重がオーバーしている人は欲を出すのは禁物です。無酸素運動は心臓に負担がかかるので、まずは有酸素運動だけを続け、5キログラム体重を落としてから筋トレを加えてください。

運動初心者にはラジオ体操がおすすめ

運動初心者に最適なのはラジオ体操かもしれません。ラジオ体操は有酸素運動が中心ですが、筋トレの要素も含まれています。

消費するのは30キロカロリー程度とわずかでも、第1、第2を続けて**6分20秒、きびきびと、正しい動きでやると汗が流れる**はずです。とくに第2は強めの動きが組み込まれていて筋肉の強化につながります。第1第2を1セットとして朝晩1セットずつ行う、夜にまとめて2セット行うなど、細かいことは気にせず、生活習慣に合わせて設定しましょう。

内臓脂肪がおなかにたまることから、内臓脂肪を取るには腹筋運動が有効だと誤解する人が多いのですが、**腹筋だけ鍛えても内臓脂肪を直接減らす効果はありません**。ところが、話を聞いてみると、腹筋運動だけを日課にして毎日70～100回行ったところ、1年で腹囲が10センチ以上小さくなったという人が少なからずいるのです。

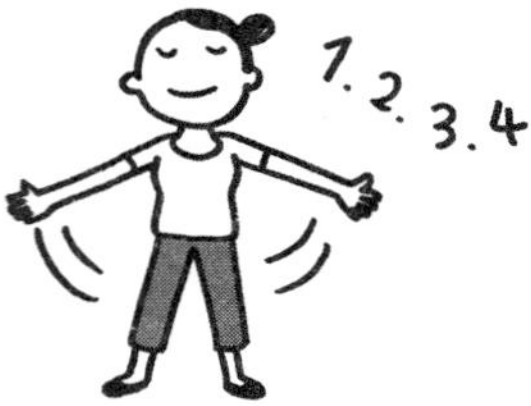

ラジオ体操第1・第2を朝晩1セットずつなどでやると効果的

こういう人たちは、腹筋が習慣になると気持ちにスイッチが入り、どうやっておなかを引き締めるか、つねに考えるようになったと言っていました。せっかく努力しているのだからと食べものを慎重に選び、こまめに歩くようになったそうです。

こうして食生活を改善し、有酸素運動も行ったことで内臓脂肪を退治できたのでしょう。食生活の改善が目に見えないのに対し、運動は1週間の合計で何キロ歩いた、縄跳びを何回やったと行動が数字で出るので目標を立てやすく、生活習慣を全般的に変えるきっかけになります。

内臓脂肪を減らす男性ホルモンの増やしかた

筋肉を太くするときに作用するのが、男性ホルモンであるテストステロンです。テストステロンには、エネルギー消費を促して脂肪を燃焼させる働きがあるため、分泌が減ると内臓脂肪が一気に増えます。

最近になって、じつは**脳でも男性ホルモン、女性ホルモンが作られている**ことがわかりました。男性も女性も両方の性ホルモンを合成しているようです。男性ホルモンが脳で何をしているかは十分わかっていませんが、記憶と意欲に関係する部分で作られていることから、**男性ホルモンが減少すると記憶力が低下し、気力がおとろえる**おそれがあると考えられています。

男性ホルモンを確実に増やしてくれるのが運動です。定期的に運動することで、若い世代では男性ホルモンの産生が高まり、高齢者も男性ホルモンの減少がゆるやかになることが明らかになっています。

たとえば、BMIが25以上の肥満で、腹囲も90センチ以上ある男性に、ウォーキングなどの有酸素運動を週3回、3ヵ月続けてもらった実験があります。参加者の平均年齢はおよそ50歳で、その半数が男性ホルモンの数値が下がっていました。内臓脂肪が蓄積すると男性ホルモンが減り、男性ホルモンが少なくなると内臓脂肪が増えるという、負のスパイラルがあるのでしたね。

3ヵ月後に測定したところ、男性ホルモンが少なかった参加者のうち、なんと半数近くが、男性ホルモンの数値が正常になっていました。有酸素運動の効果は明らかです。

さて、腹筋をしっかり付けると内臓脂肪が落ちにくくなるから、体を鍛える前に内臓脂肪を減らしておくべきだ、という話を聞いたことはありませんか？

実際には、**筋肉があろうがなかろうが内臓脂肪の減りかたに違いはありません**。ただし、内臓脂肪が増えると男性ホルモンが減少して、筋肉が付きにくくなります。ですから、最終的な目的が筋肉を付けることであるなら、先に内臓脂肪をしっかりしぼって、男性ホルモンの分泌を高めておくのが有効といえるでしょう。

その一方で、**運動し過ぎると逆効果になる**という説があります。一般のランナーがマラソン大会に出場すると、ゴール直後から男性ホルモンの濃度がガクッと下がるのです。一般の人にとって、42・195キロメートル走り続けるのは大変な負担です。走ることでテストステロンが消費されてしまい、もとのレベルまで回復するのに2～3ヵ月かかるそうです。

マラソン大会に出場する人は、体調と相談しながらしっかり休息期間を設け、次の大会までのあいだを開けるようにしてください。なお、1時間程度の通常の有酸素運動であれば、テストステロンの減少は起こりませんのでご心配なく。

運動中に適した食べもの、飲みもの

さて、運動中にエネルギーと水分を補給するなら、どんなものがよいでしょうか。

理屈で考えると、**糖を摂取するならブドウ糖より果糖**がよさそうです。果糖は血糖値を高めないため、脂肪の分解が続くからです。121ページの図20で調べてみましょう。このなかで果糖が多くてブドウ糖が少ないのはリンゴでしょうか。スポーツ大会の日は切ったリンゴをパックして持っていくのも手でしょうね。でも、果糖は中性脂肪を増やしますから、食べた以上に、しっかり消費してください。

そして飲みものです。**砂糖を多く摂取するとテストステロンの分泌が下がる**という報告があります。

この研究では砂糖75グラムを水で溶かして飲み、その後2時間にわたって血液中のテストステロンの濃度を調べました。すると、砂糖水を飲んだグループは、飲まなかったグループとくらべて、2時間後まで一貫してテストステロンの数値が25パーセントも低くなりました。

砂糖75グラムというのはかなりの量ですが、**500ミリリットルの清涼飲料水1本に砂糖が30〜70グラム含まれている**ことがあります。また、清涼飲料水はブドウ糖果糖液糖の形で果糖がしっかり入った製品が多く、その意味でも要注意です。

これに関連して、スポーツドリンクの問題があります。ひところスポーツドリンクのカロリーが意外に高いと話題になりました。最近は少し改善されましたが、その代わり、「スポーツドリンクは筋肉の疲労を回復させ、汗をかいて失われた塩分の補給に役立つ」として、スポーツドリンクの摂取をすすめる説明をよく見かけます。

ところが、テニス選手を対象に、試合の前後にスポーツドリンクを飲んでもらう実験を行ったところ、スポーツドリンクを飲むことで**疲労が回復するのは二の腕の筋肉の一部だけ**だとわかりました。

この調査を行った研究者らは、1日2時間くらいテニスをする程度なら、わざわざスポーツドリンクを飲む必要はなく、水分をしっかり摂取してバランスの取れた食事をしていれば十分ではないかと書いています。

塩分も同様です。汗は血液から作られますが、血液とくらべると汗の塩分濃度は半分くらいです。汗をかくと塩分が失われるのは確かでも、水も一緒に抜ける分、血液は塩分が濃縮された状態になっています。そこに、**さらに塩分を入れる必要があるかはちょっと疑問**ですね。

アミノ酸ドリンクで脂肪は燃えるのか

では、脂肪の燃焼を助けるとうたうアミノ酸ドリンクはどうでしょう。なかにはダイエット目的で利用している人もいるようです。

しかし、同じ距離をランニングするのなら、アミノ酸ドリンクを飲んでも飲まなくても消費するカロリーは同じはずです。それでもアミノ酸ドリンクで脂肪の燃焼が増えるというのには理由があります。

アミノ酸は蛋白質を分解するとできる成分で、スポーツ医学の分野で数十年前から利用されてきました。アミノ酸が運動後の疲労回復を早め、激しい練習でいたんだ筋肉の修復を助けるからです。このおかげで練習量を増やすことができ、筋肉量が増え、結果的に脂肪が燃焼します。

つまり、**アミノ酸ドリンクは飲むだけでは効果がない**のです。当然ながら、「飲んだらおなかの中で脂肪が燃える」ようなこともありません。

市販のアミノ酸ドリンクにはもう一つ問題があります。**入っているアミノ酸の量が少な過ぎる**のです。

スポーツ医学では、特別に配合したアミノ酸を1日に10グラム、ときにはそれ以上摂取するよう指導するのに対し、市販のアミノ酸ドリンクに入っているアミノ酸は3グラム程度です。

かといって、市販の製品をたくさん摂取すると別の問題が起きてきます。製品には糖が入っているので、カロリーを余分に摂取することになるのです。

筋肉を付けるためではなく、内臓脂肪を落とすために運動するのであれば、これでは逆効果になりかねません。アミノ酸の力を借りたいなら、低脂肪で蛋白質を多く含む食品を意識して摂取してください。たとえば、**鶏胸肉**、**ヒレ肉**、**豆腐と納豆**、**そしてサケなどの魚肉**です。

プロのスポーツ選手は専門家の指導のもとで、何を、どれだけ摂取するか決めています。

一般の人が自己流でプロをまねても同じ効果は得られないでしょう。健康な大人が日常生活のなかで行う運動であれば、のどが渇いたら水かお茶を飲み、必要な栄養素は食事から摂れば十分と思われます。

「タバコを吸うとスリムでいられる」は嘘

運動とは逆に男性ホルモンを減らしてしまうのが喫煙です。日本は男性の喫煙率が高く、徐々に下がってきているといっても、２０１７年時点で28・2パーセントもあります。

タバコは**1本吸うだけで血圧を押し上げる**うえに、悪玉コレステロールを動脈の壁にしみ込みやすくし、中性脂肪を増やし、善玉コレステロールを減らすことで動脈硬化を進行させます。そのうえ男性ホルモンが減少するわ、中性脂肪のせいで内臓脂肪がたまるわでは弁護のしようがありません。

また、喫煙は脂肪細胞から分泌される善玉アディポネクチンも減らします。アディポネクチンにはインスリンの効き目を高め、血圧を下げ、脂肪を燃やす働きがあるのでしたね。肥満度が同じ人たちを、喫煙する人、以前吸っていて禁煙した人、吸ったことがない人の三つのグループに分けて比較したところ、アディポネクチンの量がもっとも多かったのが吸ったことがないグループで、もっとも少なかったのが喫煙グループでした。

この研究では、以前吸っていて禁煙した人にタバコを1本だけ吸ってもらい、アディポネクチンの濃度がどう変化するかも調べました。すると、吸ったとたんにアディポネクチンの濃度がストンと20パーセント下がったのです。

アディポネクチンの濃度は年齢を重ねるにつれて低下しますが、20パーセントの低下は、10歳以上年を取ったことを意味します。**喫煙を続けるとアディポネクチンが慢性的に欠乏する**のは明らかです。

タバコがいけないことはわかってる。でも、禁煙すると太ってしまうから、かえって体に悪いのでは？

それはどうでしょう。禁煙すると80パーセントの人で体重が増えます。その増加は平均2キログラムで、喫煙本数が多かった人ほど増加しやすいという報告があります。タバコをやめると口さびしくなって、つい何か口に入れてしまうこともあるでしょうが、実際に体重が増える原因はもう少し複雑です。

タバコに含まれるニコチンは脳に働きかけて、食欲をおさえる物質の分泌を増やします。そのため喫煙者はあまりおなかがすきません。さらにニコチンには基礎代謝を10パーセントほど上げる作用もあり、喫煙者を一層太りにくくしています。うらやましい、なんて思ってはいけませんよ。調べてみると意外なことがわかります。

喫煙者のグループと、吸ったことがないグループをくらべると、腹囲とBMIが同じでも、喫煙者は内臓脂肪の面積が平均で10平方センチメートル大きく、1日に30本以上吸う人に限ると30平方センチメートルも上回っていました。**喫煙者は一見やせていても、内臓脂肪がしっかりたまっている**のです。

禁煙すると食欲をおさえる物質の合成が減り、基礎代謝が下がるので体重が増えやすくなります。ところがです。禁煙後の体の変化を調べた調査によると、**禁煙によって体に付くのはおもに皮下脂肪**なのです。そのため、体重が増えても、インスリンの効き目はむしろよくなることがわかっています。

いくら皮下脂肪でも増え過ぎはいけませんから、禁煙したら脂肪の摂取を減らし、食物繊維を摂り、有酸素運動を中心に体を動かす必要があります。それでも、タバコをやめることで得られる健康効果は、体重増加による問題よりはるかに大きいのです。

睡眠不足で太るのはなぜ?

内臓脂肪を増やす意外な原因が睡眠不足です。米国で実施された研究から、睡眠時間が短い人はグレリンというホルモンが多く分泌されていて、その逆にレプチンの分泌が少ないことがわかりました。新しい名前が出てきましたが、難しい話ではありません。図25を見ながら読んでください。

グレリンとレプチンは正反対の働きをしています。グレリンはおもに胃で作られるホルモンで、血糖値が下がったり、胃が空っぽになったりすると分泌されて食欲を刺激します。もう一方のレプチンは脂肪細胞から分泌される善玉物質の一種です。こちらは食欲をおさえて肥満を防ぐ働きがあります(図25のa)。

睡眠不足になるとグレリンの分泌が増えるため食欲が高まりますが、レプチンが少ないので食べても満腹感が得られません。食欲がおさまらず、どうしても食べ過ぎてしまいます。こうして脂肪が蓄積するため、**睡眠時間が短い人ほど実際に肥満度が高い**ことが確かめられています(図25のb)。

徹夜明けの日と、普通に眠った翌日の食事内容を比較した米国の調査によると、**徹夜明けの日は脂肪の摂取が増え、炭水化物の摂取が少なくなる**傾向が見られました。無意識に

図25 睡眠不足で太るのはなぜ

睡眠不足になるとグレリンが増えてレプチンが減るため、食べても満腹感が得られません。これが食べ過ぎにつながり、太りやすくなります。

a グレリンとレプチンは正反対の作用を持っています。

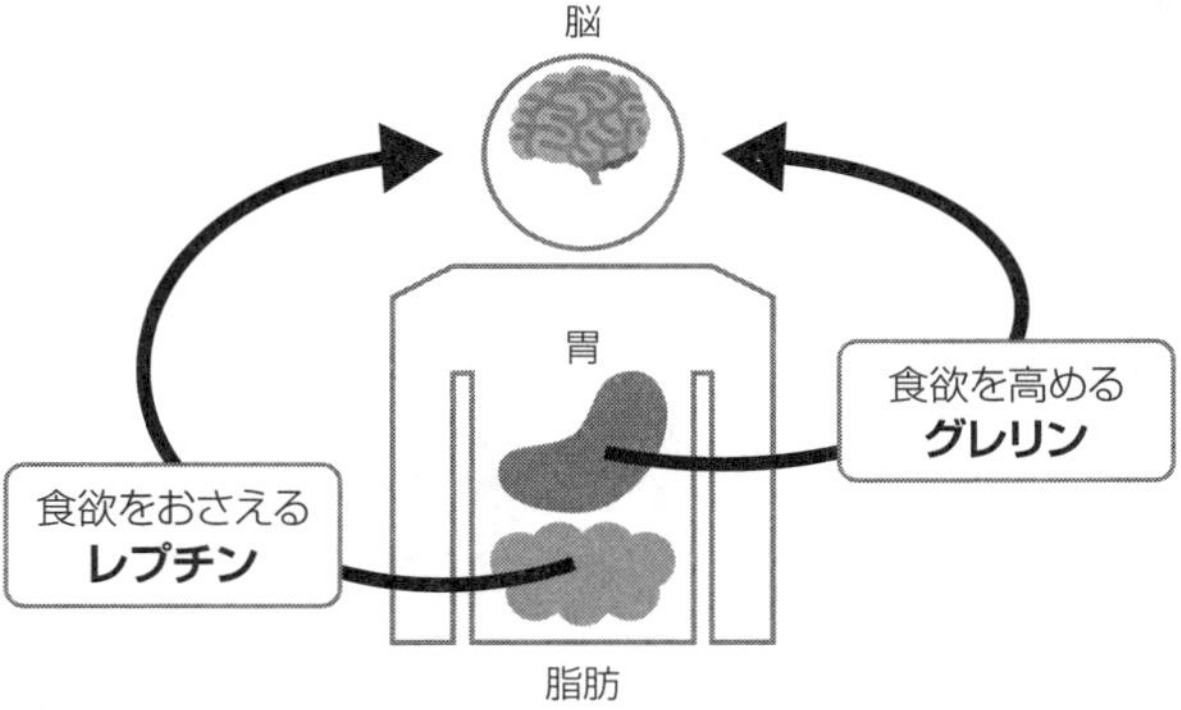

b 睡眠時間が短いほどグレリンが多く、レプチンが少なくなるため太ります。

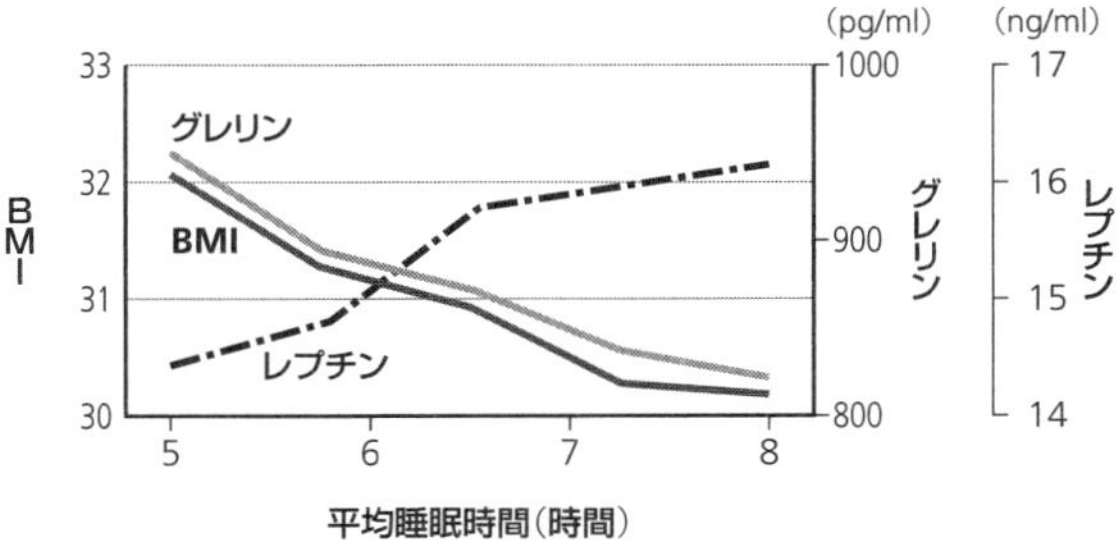

(Taheri S, *PlosMed;* 1(3): e62, 2004より)

カロリーの高いものを食べてしまうのでしょう。食欲おそるべしです。

これに加えて、睡眠が不足するだけで高血圧の発症率が2倍高くなりますし、インスリンの分泌が減少して血糖値も上がります。さらには動脈硬化、心臓病、脳卒中、うつ病、そして認知症の発症率が上がり、骨粗鬆症と関連することも示されています。睡眠不足で体がボロボロになるのです。

定期的に行われる国際調査の結果を見ると、日本人の平均睡眠時間は非常に短く、毎回最下位か、下から二番目です。また、**日本人の5人に1人が不眠に悩んでいる**というデータもあります。

これには高齢化も関係しています。高齢者は夜中に何度も起きたり、朝早く目覚めたりするなど、睡眠の問題をかかえがちだからですね。しかし、最近は若い世代も総じて寝るのが遅く、夜が更けるまで活動する夜型人間が目立ちます。

望ましい睡眠時間に決まりはありません。起きているときに眠気やだるさ、頭痛を感じるようなことがなければ、5時間でも6時間でもよいのです。仕事でやむをえず睡眠が十分取れないこともあるでしょう。

しかし、**睡眠不足のときは高カロリーのものが欲しくなる**ことを頭において、食欲をうまくやり過ごすことが大切です。それでも食べてしまったら、「まあ、いいか」ですまさず、それから3、4日は意識して脂肪の摂取を減らしましょう。

寝酒は危険な習慣

寝酒がよくないのはご存じですね。お酒を飲むと体が温まって、そのあと次第に体温が下がります。このとき脳の緊張がほぐれるために、すっと寝付けるのは確かです。しかし問題はここから。飲酒による眠りは浅いので、**ちょっとしたことで目が覚めますし、疲れも十分に取れません。**

体には、朝までトイレに行かずにすむように、**眠っているあいだは尿を濃縮して量を減らすしくみ**が備わっています。よくできていますね。しかし、アルコールはこのしくみをおさえてしまうため、寝酒をすると途中で何度もトイレに起きることになります。また、お酒を飲むとのどが渇くでしょう。これは、アルコールの作用で体内の細胞から水が抜け、体が水分を求めるからです。

それより深刻なのは、寝酒を続けると脳がアルコールに慣れて、**寝付くのに必要な飲酒量が増えていく**ことです。こうして依存が始まります。寝酒は非常に危険な習慣なのです。

お酒に手を出さなくても、生活習慣の工夫で状況が改善することがよくあります。お酒で眠れるのは、体温がいったん上がって再び下がるからですが、お風呂でぬるめのお湯にゆったりつかって体を温めても、これと同じ効果が得られます。シャワーは体が温まらないので、寝付きをよくする効果はあまりありません。

また、遅くまで**パソコンやスマホ、テレビを観ると脳が興奮して眠りを遠ざけます**。眠る1時間前には消して、部屋の照明を暗めにしましょう。急な要件でスマホを使う場合は、画面の明るさをできるだけ下げてください。

第5章 読むほどにやせる内臓脂肪こぼれ話

なぜ、おなかがすくのか

食欲は本能としてあらゆる動物に備わっています。栄養が必要になるとおなかがすいて何か食べ、もう十分となれば自然に食べたくなくなります。この食欲調節のすごいところは、ただ食べるだけでなく、必要がなければ食べようと思わないという部分です。食べたものを消化吸収する力には限度があり、それでも食べると健康をそこなうからですね。

食欲の調節を行っているのは脳の中心に近いところにある**摂食中枢**、**別名空腹中枢**と、**満腹中枢**です。

この二つの中枢には、これまでに出てきたグレリンやレプチン、セロトニンの他に、GLP-1、ドーパミンなど多くの物質が働きかけて、胃が空っぽになったとか、血糖値や脂肪酸の濃度が上がったなどの情報を刻々と伝えています。

これらのデータをもとに二つの中枢がバランスを取りながら作用することで、**食欲はきわめて精密に調節されている**のです。

このしくみのなかでわかりやすいのが血糖値の変化にもとづく反応でしょう。健康な人が食事をする前の血糖値はだいたい1デシリットルあたり100ミリグラムです。食事をしてブドウ糖が体に吸収され、この数値が約130ミリグラムまで上がると、満腹中枢が、これだけブドウ糖があれば十分だ、もう食べなくてよいと指令を出します。こうなると心地よく満足できて、食事が終わります。

ところが、この**満腹中枢が働きにくくなることがある**のです。一つが果物を食べた場合です。第3章で見たように、果物に含まれる果糖は血糖値を上げないため、満腹中枢が反応せず、つい食べ過ぎてしまいます。

もう一つが、すでに脂肪が付いている人です。こういう人は満腹中枢の反応が鈍くなっているので、血糖値が130ミリグラムになっても「やめ！」の指令が出ないといわれています。

また、血糖値が上がると膵臓からインスリンが分泌されます。インスリンには食欲をおさえる作用がありますが、内臓脂肪が付いているとインスリンの効き目が悪くなり、食欲に歯止めがかかりません。

同じ現象は食欲を強力におさえるレプチンにも起こります。脂肪が増えるとレプチンの効き目も悪くなります。こうして、**太れば太るほど食欲が止まらない**という悪循環にはまっていきます。

この反対に、血糖値が80〜１００ミリグラムまで下がると、今度は摂食中枢が反応して空腹を感じ、食べようという意欲が起こります。といっても、１３０ミリグラム、80ミリグラムという数値は厳密なものではなく、二つの中枢は血糖値が急激に変化するだけで反応します。

バイキングなどの**食べ放題でなかなかもとが取れないのも、このせい**です。張り切っていきなり食べ始めると血糖値が急上昇し、これに気づいた満腹中枢が食欲をおさえてしまいます。

この逆に、おなかがすいているときにキャンディーを食べたら、もっと激しい空腹がおそってきた経験はありませんか？　**キャンディーのブドウ糖は吸収されやすい代わりに、すぐ消費される**ため、一瞬上がった血糖値が一気に下がって、逆に食欲を刺激するのです。

この他に、ストレス、睡眠不足、さらには気温や体温も食欲に影響を与えます。寒いとおなかがすいて、暑いと食欲がわきません。寒いなかで体温を維持するには、体内でエネルギーを大量に燃やす必要があるため、摂食中枢から「食べなさい」の指令が出るからです。

ここまで見てきたしくみは、すべての哺乳類に共通です。ところが、人間とそれ以外の動物には大きな違いがあります。野生の動物は摂食中枢と満腹中枢の指令のままに生きており、空腹を感じなければ食欲が生まれず、食べることもありません。食べものがないから食べないのではなく、おなかがすかないから食べないのです。

これに対して**人間は満腹でも食欲が起こり、食べてしまう**ことがあります。こうして内臓脂肪がたまっていきますが、いったい何が人間と動物を分けているのでしょうか。これについてはのちほど考えましょう。

太りやすい体質は遺伝する？

「親が太ってるから、私もやせられるわけがない」という人がいますね。皆さんはいかがですか。

確かにそういう傾向はあって、両親がともに普通体重だと子どもが肥満になる確率が10パーセントしかないのに対し、両親のどちらかが肥満だと50パーセントになり、両親ともに肥満の場合は80パーセントの確率で子どもも肥満になるといわれています。

ただし、ここには遺伝だけでなく生活習慣も関係しています。**家族は食生活も運動習慣も似ていることが多い**からです。

純粋に遺伝が子どもの肥満にどのくらい影響を与えるかについては、2017年に研究結果が発表されました。これによると、最大で**日本人の肥満の約30パーセントが遺伝で説明できる**そうです。

肥満に関連する遺伝子は、基礎代謝にかかわるもの、食欲をおさえるレプチンにかかわるものなど、現在までに40種類以上見つかっていますが、これらの遺伝子1個1個が肥満を起こす力はそれほど強くありません。遺伝で実際に肥満になるとしたら、複数の遺伝子を持っているとか、**食生活と運動習慣に代表される環境要因が遺伝子の働きを強める**ことによると考えられます。

基礎代謝に関連する遺伝子についていうと、日本人女性の基礎代謝量が平均1200キロカロリーのところ、持っている遺伝子の違いから、これより100〜350キロカロリーくらい多い人と、同じくらい少ない人がいるというデータがあります。

確かに、これだけ基礎代謝が違うとなれば、同じものを同じように食べていても、太りやすい人、太りにくい人が出てくるでしょう。

ところが話はそう単純ではありません。基礎代謝が低く、太りやすい遺伝子を持つ人も、若いうちは基礎代謝が低くないのです。こういう人の基礎代謝が実際に下がって、他の人との差が出始めるのは40歳を過ぎてから。しかも、基礎代謝が下がっても太るとは限らず、調査によると、太った人、普通体重の人、やせた人が、ほぼ同じ割合でいたそうです。

これは驚きですが、考えてみれば当たり前かもしれません。遺伝子が肥満に与える影響は30パーセントだけで、**残りの70パーセントは生活習慣**で決まります。太りやすい体質を自覚して生活習慣に気をつけることで、多くの人が遺伝によるハンデを乗り越えているのです。

40代になると基礎代謝が下がり始めるのは、積もり積もった不適切な生活習慣によるものでしょう。また、この年代は仕事も家事も育児も多忙をきわめます。男性であれば仕事のストレス、女性は妊娠、出産、そして閉経が近づくことによるホルモンバランスの変化により、誰の体にも脂肪が付き始めます。

これらの条件が重なることで基礎代謝が下がり、内臓脂肪が付いていくと考えられます。太りやすい遺伝子を持つ人が、太りやすい生活習慣を送ってはじめて肥満になるわけで、その意味で**肥満はまさしく生活習慣病**なのです。

母乳が肥満を予防する

むっちり太った赤ちゃん、かわいいですよね。いかにも健康そうで生命力にあふれています。そんな赤ちゃんも、活発に動き回るようになると子どもらしい体型に変わり、やがて、すらりと伸びた若木のような体つきへと変化します。このまま健やかに育ってほしいと願うのは、どの親も同じでしょう。

最近になって、赤ちゃんのときに母乳で育った子どもは肥満になりにくいという報告がいくつも出ています。生後6〜7ヵ月まで母乳だけ飲んで育った子どもは、粉ミルクだけで育った子どもとくらべて、**7歳の時点で肥満になる確率がほぼ半分**だったそうです。

子どもの肥満は皮下脂肪が中心なので、内臓脂肪が増える大人の肥満とは異なりますが、皮下脂肪は落としにくいうえに、思春期を過ぎると内臓脂肪が増え始め、皮下脂肪と内臓脂肪の両方が付いた肥満に進む傾向が見られます。

母乳にも粉ミルクにも良い点があり、とくに現代の生活では粉ミルクを上手に使うことで、お母さんと赤ちゃんの負担を減らせる可能性があります。

ただ、医学的に見ると母乳と粉ミルクは同じではありません。母乳の特徴の一つが、**赤ちゃんの健康に役立つ有効成分が含まれている**ことです。これらの有効成分のうち、肥満の予防と関係すると考えられているのがＤＨＡ（ドコサヘキサエン酸）などの不飽和脂肪酸です。ＤＨＡはサバ、サンマなど背中の青い魚にたくさん入っているのでしたね。

日本人は伝統的に魚を多く食べてきたため、血液にも母乳にもＤＨＡが豊富に溶けており、**母乳に含まれるＤＨＡの濃度は米国人の7倍、中国人の3倍**にのぼります。赤ちゃんの脳や神経の発達に欠かせない成分と説明されることが多いのですが、第３章に出てきたように、ＤＨＡには中性脂肪を減らして動脈硬化を予防するという大きな働きがあります。

母乳で育てられなくても心配ない

それにしても、赤ちゃんのころにＤＨＡを摂取したら、あとになって太らずにすむなんて、そんなことがあるのでしょうか？

じつは、メタボリックシンドロームの原因をずっとたどっていくと、赤ちゃんや小さな子どもだったころ、さらには胎児だったころの栄養状態に行きつくという考えかたがあるのです。これを**DOHaD《ドーハッド》仮説**といい、ＤＯＨａＤは「健康と、病気のなりやすさを決めるのは、胎児期や生後まもないころの環境である」を意味する英語の頭文字です。

実際に、赤ちゃんがおなかにいるときにお母さんの栄養がかたよっていると、**子どもが**

成長してから生活習慣病を発症する危険が高まることを示す調査結果が多数あります。こんなことが起きるのは、栄養状態を含む生育環境が、赤ちゃんの遺伝子の働きに影響を与えるからです。

マウスを使った実験からは、赤ちゃんのころに母乳をしっかり飲むと、脂肪の燃焼にかかわる遺伝子の働きが活発になることが報告されています。

最近はＤＨＡなどの不飽和脂肪酸を添加した粉ミルクも登場していますが、やはり母乳とまったく同じとはいかないようです。ただし、母乳が十分出ないとか、お母さんの体調がよくない、赤ちゃんが母乳を飲みたがらないなどの理由で母乳をしっかりあげられなかったとしても心配しないでください。ＤＯＨａＤ仮説がどこからどこまで正しいかは、まだ研究の途中です。

それに、この時期の栄養状態が将来の肥満と関係するとしても、これだけで決まるわけではありません。先に書いたように、**太りやすい遺伝子を持つ人が、太りやすい生活習慣を送ってはじめて肥満になる**のですから。赤ちゃんが食べられるようになったら、背中の青い魚を好きになるように、たくさん食べさせてあげればよいのです。

肥満のかげに腸内細菌あり

人の腸には腸内細菌が100兆個も住んでいます。

ほとんどの菌が体の外では生きていけず、腸の中で一生を過ごしますが、腸内細菌は人間に頼るだけの弱い存在ではありません。食べものに含まれる消化しにくい成分を特殊な酵素で分解して、人間が利用できるようにしてくれるなど、大切な役割を果たしています。そのため、腸内細菌の種類と比率が変わると、体全体の健康に影響がおよびます。

近年、**腸内細菌の変化が肥満を招く**ことが明らかになってきています。図26をご覧ください。遺伝子がまったく同じ一卵性双生児のうち、一方がやせていて、もう一方が太っている人たちに参加してもらい、それぞれの腸内細菌をマウスの腸に移植しました。すると、太った人の細菌を移植されたマウスだけ太ったのです。腸内細菌が肥満を引き起こす可能性があるということです（図26のａ）。

さらに研究を続けたところ、これは腸内細菌の種類の違いによるもので、太った人がダイエットして体重を落とすと、肥満と関連する菌が減って、やせと関連する菌が増えることがわかりました（図26のｂ）。

この二種類の菌のバランスによって肥満度が変化しますが、正確にいうと、太った人は肥満と関連する菌が多いというより、**腸内細菌の種類が少なく、かたよっている**ために、特定の菌が増えたように見えるということのようです。

肥満と関連する菌は食べものから栄養を取り出す力が強いため、この菌がたくさん住んでいると栄養やエネルギーを多く摂取することになります。

これに対して、**やせと関連する菌は短鎖脂肪酸を作ります**。短鎖脂肪酸、おぼえていますか？　水に溶ける水溶性食物繊維を腸内細菌が分解すると生まれる物質で、エネルギー消費を高め、内臓脂肪が中性脂肪を取り込むのを防いでいます。だから、この菌がたくさんいると太りにくくなるのですね。

水溶性食物繊維は**海藻、キノコ、山芋**などに豊富に入っています。やせと関連する菌にしてみれば水溶性食物繊維は餌なので、これらの食品をたくさん食べると喜んで増殖し、これによって脂肪をさらに付きにくくしてくれます。

肥満と関連する菌が、がんを引き起こす

腸内細菌が招くのは肥満だけではありません。内臓脂肪の蓄積を原因とする、がんの発生にもかかわっています。

図26　腸内細菌が肥満を招く

太った人の腸には肥満と関連する菌が、やせた人の腸にはやせと関連する菌が多く住んでいます。減量すると、肥満と関連する菌が減って、やせと関連する菌が増えます。

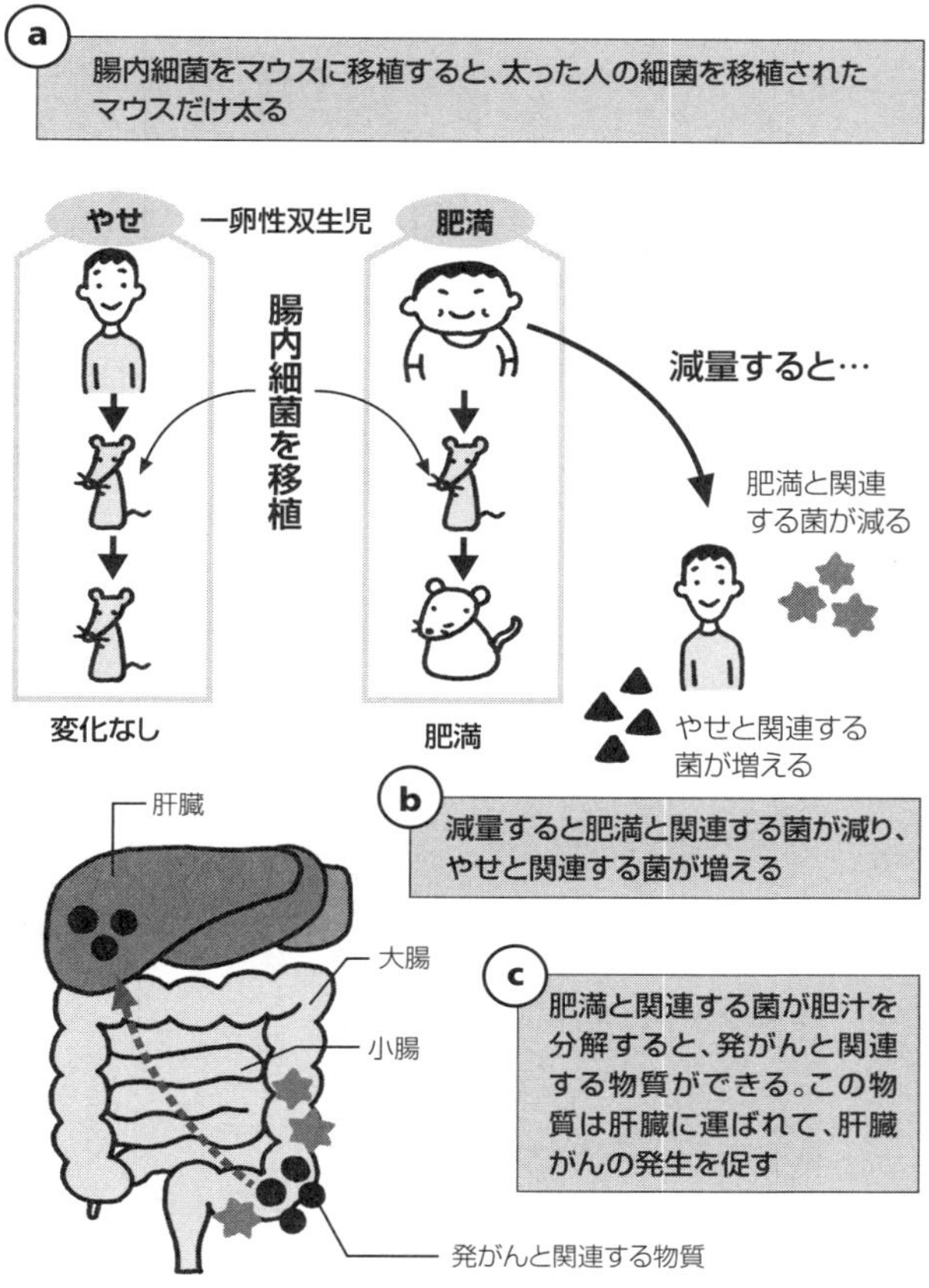

肝臓から分泌される胆汁という消化液には脂肪の分解を助ける作用があります。脂肪を多く摂取すると胆汁の分泌が増えて、その一部が大腸に流れ込みます。このとき大腸に肥満と関連する菌が住んでいると、入ってきた胆汁を分解して、発がんと関連する物質ができるのです（図26のc）。

この物質は大腸がんを起こすだけでなく、血液の流れに乗って肝臓に運ばれて肝臓がんの発生も促します。実際に、肥満したマウスに特殊な抗生物質を与えて、この菌のグループを殺すと、肝臓がんの発症率が大きく低下しました。

一度できあがった腸内環境は簡単には変化せず、食事内容を短期間変えるくらいではビクともしません。腸内環境を整えるとうたうヨーグルトなどの**プロバイオティクス食品**が花盛りですが、これまでに行われた多数の調査結果を総合的に分析した研究によると、プロバイオティクス食品を摂取するだけで健康な大人の体重が減ったり、腹囲が小さくなったりすることはないようです。

やはり確実なのは、**脂肪を落として、やせと関連する菌を増やし、さらにやせる**という良いサイクルを作ることです。

メタボより怖い！　筋肉減少性肥満

加齢とともに筋肉が落ちると、次第に日常生活が不自由になって、寝たきりや転倒骨折の危険が高まります。

気の毒だけど、お年寄りはしかたないなあ、と思った皆さん。甘いですね。筋肉は使わなければ30歳くらいからじりじりやせていき、これに伴って**太ももの筋肉量が年に1パーセントずつ失われる**というデータがあります。しかも、話はこれで終わりません。

筋肉が少なくなると基礎代謝が下がるうえに、ますます運動しなくなって脂肪がたまり始めます。ここに食事のかたよりが重なると内臓脂肪がしっかり付いて、筋肉の減少を伴う肥満、筋肉減少性肥満を発症します。

筋肉減少性肥満は別名サルコペニア肥満といい、早ければ40代で起きてきます。筋肉が脂肪に置き換わるため、太ったように見えず、ＢＭＩが以前と変わらない人もいます。けれども、ＭＲＩ検査で太ももの断面を撮影すると一目瞭然、**筋肉に霜ふり肉のように脂肪が入り込んでいる**ことがわかります。図27を見てください。

これは、身長も体重も同じくらいの60代女性２人の太ももです。健康な人は真ん中にある骨のまわりに黒い筋肉がしっかり付いています。これに対して筋肉減少性肥満の人は、

図27　筋肉減少性肥満

筋肉減少性肥満では筋肉が脂肪に置き換わるため、あまり太ったように見えません。しかし、MRI検査で太ももの断面を撮影すると、筋肉に脂肪が入り込んでいることがわかります。

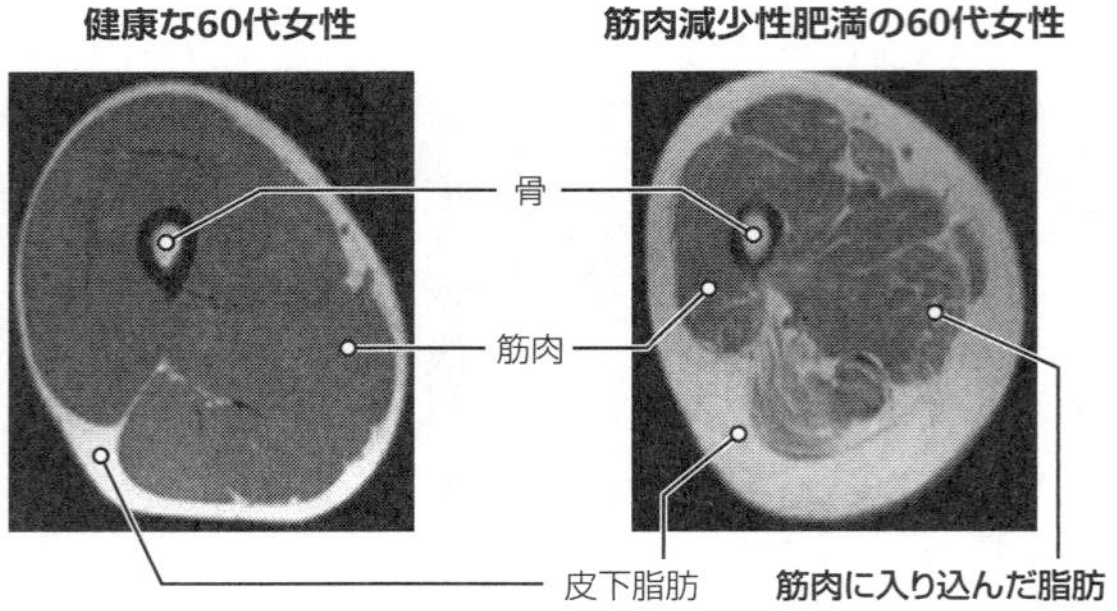

（「高齢社会におけるサルコペニア肥満の実態と対策」久野譜也『臨床整形外科2015Vol.50No.9』より）

黒い筋肉が少なくなって、代わりに白い脂肪が大きく入り込んでいますね。おそろしいの一言です。

筋肉減少性肥満の本当に怖いところは、**生活習慣病の発症率が跳ね上がる**ことです。日本人女性を対象とする調査から、このタイプの肥満の人は、生活習慣病に関連する数値が、メタボリックシンドロームの人よりさらに高いことが示されています。

たとえば中性脂肪値は、メタボのグループが1デシリットルあたり平均１４７ミリグラムだったのに対し、筋肉減少性肥満のグループは平均２３２ミリグラムでした。

また、血糖を示すHbA1cの数値も、メタボグループの平均が5・5パーセントのところ、筋肉減少性肥満グループは6・2パーセントもあったのです。脂肪から悪玉物質が分泌されることに加え、筋肉が少ないとブドウ糖を十分に取り込めなくなるからです。

筋肉減少性肥満は、運動不足の人はもちろん、**運動せずに食事だけ減らすダイエットを続ける人にも起こります。**ダイエットしたら体力が落ちたというあなた、大丈夫ですか?

90歳を超えてもまだまだ遅くない

筋肉を増やすには、筋肉の材料である蛋白質を十分摂取しながら、筋力トレーニングを行うのが基本です。ここに有酸素運動を組み合わせることで、たまった脂肪が燃えます。

これまでほとんど体を使ってこなかった人は、軽い有酸素運動から開始して、慣れてきたら筋トレを加えてください。

ここまでひどい状態になったら、何をやっても手遅れじゃないの? いえ、そんなことはありません。筋トレと有酸素運動をセットにして9ヵ月実施したところ、なんと**参加者の半数近くが筋肉減少性肥満を解消**できて、90代の人にも効果があったことが示されています。いくつになっても体はこたえてくれるのです。

筋肉減少性肥満では筋肉の中で脂肪が増えますが、このように、本来はほとんど脂肪が存在しない組織にたまった脂肪を、通常とは異なる場所に付くことから異所性脂肪といいます。筋肉の他に、膵臓、肝臓、心臓のまわりなどにたまることが知られており、内臓脂肪が付き過ぎて、それ以上蓄積できなくなると異所性脂肪になると考えられています。

一見スリムな隠れ肥満の人に蓄積しやすく、筋肉減少性肥満と同じように生活習慣病をしっかり招きます。

内臓脂肪がおなかにたまるだけでも腹立たしいのに、断りもなく筋肉だの膵臓にまで住み着くなんて！　つくづく油断できない相手です。

でも、いいニュースもあります。**異所性脂肪は内臓脂肪以上にたまりやすく、落ちやすいのです。**３日続けて脂肪の多いものを食べると異所性脂肪が30〜40パーセントも増えてインスリンの効き目が落ちる一方で、運動を数時間行うだけで減少するといわれています。内臓脂肪とまとめて退治してしまいましょう。

アスリートの筋肉の中は脂肪だらけ？

ここまで何度も見たように、あまったブドウ糖はグリコーゲンとなって肝臓と筋肉にたくわえられます。このとき筋肉の量が多ければ多いほど、ブドウ糖がたくさん取り込まれてインスリンが働きやすくなるため、筋肉が増えるとインスリンの効き目がよくなります。逆に、筋肉が減って脂肪がたまるとインスリンの効き目が悪化します。

ところが近年、不思議なことが明らかになりました。体を鍛えているはずのアスリートの筋肉にも脂肪が入り込んでいて、長距離走の選手だと、一般の人の4倍にのぼるというデータがあるのです。運動しているのに異所性脂肪が増えるなんて、そんなことがあるものでしょうか？

この原因はまだ解明できていませんが、アスリートは筋肉の中に脂肪をたくわえることで、**脂肪から効率よくエネルギーを引き出せる**ようにしているのではないかと考えられています。厳しいトレーニングに適応して体が進化したということです。

それだけではありません。アスリートは運動不足の人と違って、筋肉に脂肪をたくわえてもインスリンの効き目が下がらないのです。

もしかしたら、運動不足の人とアスリートでは、筋肉にたまる脂肪の質が違うのかもしれません。運動不足だと内臓脂肪に似た異所性脂肪が増えるのに対して、アスリートは悪玉物質を分泌しにくい、皮下脂肪に近い性質を持つ脂肪が付く可能性があります。人間の体の適応力の高さにはつくづく驚かされます。

脂肪は進化する

暮らす環境、生活習慣、体の状態が変化すると、脂肪もその役割を柔軟に変え、より生存に適した形で体の機能を支えるようになります。人の内臓脂肪が発達したのも進化に伴うものでした。人類が直立したことで、内臓を支えるためにおなかに脂肪が必要になったのです。

動物も脂肪をたくみに利用しています。たとえば寒い冬を冬眠して乗り切る動物は、秋になると皮下脂肪をたっぷりたくわえて、冬眠中のエネルギー源にしています。もりもり食べて、しまいには体脂肪率が30～40パーセントにもなりますが、こんなに太っていても中性脂肪やコレステロール値は正常範囲に保たれ、**脂肪肝や動脈硬化を起こすことはない**そうです。

この状態が年中続くのが寒い地域で暮らす動物たちです。北極海に住むホッキョククジラの皮下脂肪は厚さ50センチにもおよびます。この大量の皮下脂肪は、恒温動物であるクジラが冷たい海で体温を維持するのに役立つとともに、長い回遊や子育ての際の貴重なエネルギー源になります。もちろん、この脂肪のせいで病気になるようなことはないでしょう。

逆に、暑く乾燥した砂漠地帯で暮らすラクダもコブの中に脂肪をたくわえています。全部で50キログラムもあるため、水さえ飲んでいれば、**何も食べずに10日以上も旅をすることができます**。脂肪の固まりが背中にのっているおかげで強烈な太陽の光がさえぎられ、体温が大きく上がらずにすむという利点もあるようです。

動物園のラクダはコブが傾いていることがありますね。あれは脂肪が減ってしぼんでいるのです。食べものが十分あれば脂肪をたくわえる必要がないからでしょう。

脂肪には水に浮くという性質もあります。ゾウやサイの皮下脂肪が厚さ1センチくらいなのに対し、おもに水中で暮らす**カバの皮下脂肪は4～7センチ**あります。これにより体が適度に浮くため、カバは大きな体に似合わず水の中で機敏に動きます。インターネットで動画を探してみてください。

深海に住む魚も脂肪の恩恵を受けています。浅い海の魚は空気が入った浮き袋という構造を持っていて、空気の量を変えることで浮き沈みしています。しかし深海は水圧が高いため、空気が入った浮き袋はぺしゃんこにつぶれてしまって使えません。そのため、深海魚は浮き袋に脂肪を入れて、脂肪が水に浮く力を使って浮上しています。いいアイデアです。

もっとすごいのがサメやエイでしょう。この仲間は浮き袋を持っておらず、なんと**大きな肝臓に脂肪をたくわえて体を浮きやすくしています**。この脂肪がサメの肝油で、健康食品や化粧品として人間が利用していますね。

摂取カロリーを減らせば寿命がのびるか

いつまでも若く健康でありたい。これは、人類の切なる願いでありながら、決してかなわぬ夢でした。だからこそ不老不死は、おとぎ話や伝説に繰り返し登場してきました。

中国大陸にあった秦《しん》の始皇帝が、東の海に浮かぶ島に不老長寿の薬があると聞き、はるばる使者をつかわして探させたというエピソードは有名です。絶大な権力をふるった皇帝が、ただ一つ手に入れることができなかったのが不老不死だったのです。

21世紀のこんにちでも人は死をまぬがれることができません。老化がなぜ起きるのかについても大部分が霧に包まれたままです。

それでも、老化を少しでも遅らせるために世界中の科学者が研究に取り組むなか、この謎を解く手がかりになる発見がありました。カビの仲間から人間まで広く存在する**サーチュインという遺伝子のグループに、寿命をのばす効果がある**というのです。

サーチュイン遺伝子は、普段はスイッチがオフの状態になっています。そのため、この遺伝子に老化をおさえる作用があるとしても、まずは**遺伝子のスイッチをオン**にしなければなりません。

これに役立つのが**カロリー制限**です。ラットを使った実験で、摂取カロリーを30パーセントくらい少なくすると寿命が1・5倍近くのびることは昔から知られていました。人間でいうと120歳くらいになる計算です。サルを使った実験でも、寿命がのびるかは結論が出ていないものの、高齢になるまで病気にならなかったと報告されています。いわゆる健康寿命が長くなる可能性があるのです。

しかし、動物実験の結果をそのまま人に当てはめることはできません。カロリー制限は危険と紙一重です。

人を対象に摂取カロリーを25パーセント減らす実験を行ったところ、サーチュイン遺伝子が作る物質の量が7週間で4～10倍に増えました。遺伝子の活動が活発になるのは確かなようです。

ところが25パーセントのカロリー制限を1年間続けると、骨がもろくなって筋肉が落ち、それによって血糖値が下がりにくくなってしまいました。仮に寿命がのびても、病気になるのでは意味がありません。

カロリー制限と運動の組み合わせが「長寿の薬」

これを受けて、カロリー制限をしなくてもサーチュイン遺伝子の活動を高める効果があるとして、赤ワインに含まれる物質が注目を集めています。けれども、この物質によって寿命がのびることが確かめられているのはカビやハエだけです。健康な哺乳類の寿命をのばすというデータは現在のところ得られていません。

その後、カロリー制限だけでなく、**運動を通じて体重を落としてもサーチュイン遺伝子が活発に働く**ことが明らかになりました。摂取カロリーを12・5パーセント減らして、運動でエネルギーを12・5パーセント消費すれば、摂取カロリーだけを25パーセント落とすのと同じ効果があるそうです。

また、運動で減量した場合は骨の強さも筋肉の量もほぼそのまま保たれて、血糖値はむしろ下がりやすくなります。

これで長生きできるなら朗報です。しかも、ちょっと考えてみてください。細かい数字を別にすると、これは**本書でここまで見てきた内臓脂肪を落とす方法そのもの**ではありませんか？

第4章に出てきたように、脂肪の摂取をひかえ、全体に食べ過ぎないようにして1日に110キロカロリー減らし、運動で90キロカロリー減らすと200キロカロリーの減少になります。これを10ヵ月続けると内臓脂肪が約8・6キログラム取れて、腹囲が約8・6センチ小さくなるのでしたね。こうすることで、同時にサーチュイン遺伝子の活動を高め、老化を遅らせられる可能性があります。これまた大変な特典が付いてくるものです。

長寿の薬は遠い海のかなたではなく日常生活のなかにあり、続けることで効果があらわれてくるのです。

「別腹」は脳のいたずら

サバンナで暮らすライオンは、空腹でなければ狩りをすることはありません。満腹中枢から「やめ！」の指令が来ると、満足そうに横になってしまいます。

ところが人間は違います。おいしいものなら食がどんどん進みますし、好きなものを出されれば、満腹であってもおなかにおさまります。これがいわゆる**別腹**で、食後にケーキを平らげる女性だけでなく、誰のおなかにも備わっています。

フレンチであれ和食であれ、コースが進んで「このあとデザートをお持ちします」の声がかかると、脳でオレキシンという物質が分泌されます。この物質の仕事は**胃の動きを活発にして、胃の中の食べものを腸に送り出す**ことです。これにより胃にスペースができると、まだ余裕がありますよという情報が脳に伝えられ、摂食中枢からゴーサインが出るのです。

オレキシンには別の仕事もあります。眠っていてもおなかがすくと自然に目が覚めて、食べものを探して台所をうろついてしまうことがありますね。この目覚まし時計はオレキシンによるもので、眠ったまま飢え死にしないようにするためのしくみです。

人間が**摂食中枢と満腹中枢をだましてまで食べてしまう**のは、大脳が大きく発達しているからです。色あざやかなトマトのパスタ、鰻屋さんの窓から流れる香ばしいにおい、お肉がジュージュー焼ける音など五感への刺激や、食べて満足した過去の記憶など、大脳のあちこちから届く情報が摂食中枢を強力にゆさぶります。食べることで豊かな気持ちになれるのも大脳のおかげです。

このとき脳ではドーパミンという物質が分泌されています。ドーパミンは快楽を求める心と固く結びついており、あとちょっとで快楽に手が届くというときに、とくに多く分泌されます。気持ちを駆り立てて、食べるための行動を促す物質です。

実際に食事をすると大きな満足が得られるため、思うように食べられないといらだちがつのり、食べずにいられません。まるで麻薬です。こうしてドーパミンへの依存がめばえ、次第に食欲に支配されてゆきます。

逆に、**人間は欲しくもないのに食べる**こともあります。仕事の都合で今しか食べられないとか、3食食べなければ体に悪いと考えておなかに詰め込むのがこの例で、いずれも現代社会と脳が作り出した一種の思い込みによるものです。

大脳の力を借りて内臓脂肪を撃退しよう

脳によるトリックはまだあります。たくさん食べると胃が大きくなるといいますね。じつのところ、**大食いの人も小食の人も胃の大きさは同じ**です。

空腹のときは鶏の**卵くらいの大きさ**しかなく、そこに食べものが入ると**2リットルくらいまでふくらみます**。2リットルというと相当な量ですが、胃がこれ以上大きくなることはありません。胃が大きくなったという人は、満腹中枢のおさえが効かなくなって、胃に詰め込めるだけ詰め込むようになっただけと考えられます。

これらはすべて他の動物では起こらない現象です。人間は、本来の食欲調節のしくみに大脳が力いっぱい横やりを入れて、ありもしない食欲を作り出すので、大脳の力に流されてしまえば太るしかありません。

けれども、大脳は強い味方にもなってくれます。**何を、どう食べるか、しっかり考えることができるのは人間だけ**です。そして、少し慣れれば、摂食中枢と満腹中枢が、今どんな指令を出しているか感じられるようになります。自分は本当に空腹なのか？　どうしても食べないといけないのか？　もう満足しているんじゃないのか？

朝食を食べないほうが体調がいいなら、無理に食べなくてもよいのです。あとでおなかがすくからと、先回りして食べる必要もありません。体にはエネルギーの備蓄があるので、1食くらい食べなくてもどうってことないのです。食べているうちに満腹を感じたら、そこでやめるのも大切です。

おわりに

日本人の体質が持つ最大の弱点は、内臓脂肪がたまりやすいことです。

内臓脂肪が高血圧や糖尿病だけでなく、大腸がんに乳がん、腰痛、さらには認知症を招くと知り、ショックを受けた人もいるでしょう。内臓脂肪を減らさない限り、病気の進行は止まりません。しかも、気がつきにくい隠れメタボが、メタボとほぼ同数いるのです。

でも、脱出は可能です。じつは内臓脂肪は簡単に落ちます。これまでなかなかやせられなかったのは、内臓脂肪のことをよくわかっておらず、努力の方向が少しだけズレていたから。本書におさめた科学的な減量法を学べば、内臓脂肪を最速で落とすことができます。

次の健康診断までに腹囲を5センチ、いや10センチ小さくしませんか。何歳になっても人は変われます。迷うことがあれば、いつでも戻ってきてください。

本書の刊行にあたり、幻冬舎の小林駿介さん、前田香織さん、私のエージェントである栂井理恵さんはじめ、多くの皆様にご助力いただきました。心より御礼申し上げます。

第4章

・脳でも性ホルモンが作られている
総説「脳海馬で合成される男性・女性ホルモンは記憶力を増強する」川戸 佳『生化学』88(3): 342-353 (2016) DOI:10.14952/SEIKAGAKU.2016.880342

・短時間睡眠によりグレリンが増えてレプチンが減る
"Short sleep duration is associated with reduced leptin, elevated ghrelin, and increased body mass index" Taheri S *et al., PLoS Med.* 2004 Dec;1(3):e62. PMID: 15602591 PMCID: PMC535701 DOI: 10.1371/journal.pmed.0010062

第5章

・母乳育児で子どもの肥満率が低下する
"Breastfeeding and obesity among schoolchildren: A nationwide longitudinal survey in Japan" Yamakawa M *et al., JAMA Pediatr.* 2013 Oct;167(10):919-25. PMID: 23939787 DOI: 10.1001/jamapediatrics.2013.2230

・カロリー制限でアカゲザルの健康寿命がのびる
"Caloric restriction improves health and survival of rhesus monkeys", Julie A. Mattison *et al., Nat. Commun.* 8, 14063 DOI: 10.1038/ncomms14063 (2017)

参考文献

第1章

・非肥満のメタボ重複因子保有者が見逃されている
「人間ドック受診者における肥満と代謝異常の実態」山本ら『人間ドック』25(1) 32-37, 2010

・腹囲が同じなら日本人は白人より内臓脂肪が多い
"Japanese men have larger areas of visceral adipose tissue than Caucasian men in the same levels of waist circumference in a population-based study", T Kadowaki *et al., International Journal of Obesity* (2006) 30, 1163–1165. DOI:10.1038/sj.ijo.0803248

第2章

・脂肪細胞の数は20歳ごろに決まる
"Dynamics of fat cell turnover in humans", Kirsty L. Spalding *et al., Nature* 453, 783-787 (5 June 2008) | doi:10.1038/nature06902

・BMIと各種がん発症率の相関系統的レビュー
"Body-mass index and incidence of cancer : a systematic review and meta-analysis of prospective observational studies", Renehan AG, *et al., Lancet* 2008 Feb 16;371(9612): 569-78. DOI:10.1016/S0140-6736(08) 60269-X. 371: 569–578, 2008

第3章

・低脂質高食物繊維食でインスリン抵抗性改善
"Improvement of Insulin Sensitivity by Isoenergy High Carbohydrate Traditional Asian Diet: A Randomized Controlled Pilot Feasibility Study", Hsu W. C. *et al., PLoS ONE*. 2014 Sep 16; 9 (9) : e106851, DOI:10.1371/journal.pone.0106851

・γ-オリザノールの機能
総説「米糠含有成分の機能性とその向上」谷口ら『日本食品科学工学会誌』第59巻第7号2012年7月

著者略歴

奥田昌子《おくだまさこ》

京都大学大学院医学研究科修了。

内科医。京都大学博士（医学）。愛知県出身。博士課程にて基礎研究に従事。

生命とは何か、健康とは何か考えるなかで予防医学の理念にひかれ、

健診ならびに人間ドック実施機関で二十万人以上の診察にあたる。

大手化学メーカー産業医を兼務。

著書に『欧米人とはこんなに違った　日本人の「体質」』（講談社ブルーバックス）、

『健康診断　その「B判定」は見逃すと怖い』（青春新書インテリジェンス）、

『実はこんなに間違っていた！　日本人の健康法』（大和書房）

などがある。

幻冬舎新書 482

内臓脂肪を最速で落とす
日本人最大の体質的弱点とその克服法

二〇一八年一月三十日　第一刷発行
二〇一八年四月　五　日　第四刷発行

著者　奥田昌子
発行人　見城　徹
編集人　志儀保博

発行所　株式会社　幻冬舎
〒一五一－〇〇五一　東京都渋谷区千駄ヶ谷四－九－七
電話　〇三－五四一一－六二一一(編集)
〇三－五四一一－六二二二(営業)
振替　〇〇一二〇－八－七六七六四三

ブックデザイン　鈴木成一デザイン室
印刷・製本所　株式会社　光邦

GENTOSHA

ISBN978-4-344-98483-7 C0295
お-25-1

幻冬舎ホームページアドレス http://www.gentosha.co.jp/
*この本に関するご意見・ご感想をメールでお寄せいただく場合は、comment@gentosha.co.jp まで。

幻冬舎新書

笠井奈津子
甘い物は脳に悪い
すぐに成果が出る食の新常識

食生活を少し変えるだけで痩せやすくなったり、疲れにくくなったり、集中力が高まる身体のメカニズムを具体的に解説。食事が仕事に与える影響の大きさを知れば、食生活は劇的に変わる！

髙島明彦
淋しい人はボケる
認知症になる心理と習慣

ボケと遺伝はほとんど関係なく、脳に悪い心理・環境をどれだけ避けられるかが、ボケる脳とボケない脳の境目になる。脳に悪い習慣をやめれば、いくつになっても若々しい脳を保てる！

中野ジェームズ修一
なぜいくら腹筋をしても腹が凹まないのか

腹を凹ませるために鍛えるべきは、腹筋でも体幹でもない。実は「下半身」である。ダイエットの常識を覆し、最も効率良く内臓脂肪と皮下脂肪を落とす、目から鱗のトレーニングバイブル。

坂詰真二
運動嫌いほどやせられる
最小の努力で最大の効果を得られるダイエットメソッド

運動が苦手な人のほうがトレーニング時に筋肉にかかる負荷が大きくなり、運動効果が高まる。物足りないくらいの運動量で劇的にやせられるのだ。最小の努力で理想の体型になれるノウハウが満載。